Gert Baumgart

Kinesiologie

Alle Ratschläge, Rezepte und Hinweise in diesem Buch wurden von Fachleuten sorgfältig erwogen und geprüft, doch kann keine Garantie oder Haftung für Auswirkungen und Folgeerscheinungen jeglicher Art übernommen werden. Bitte suchen Sie bei schwerwiegenden gesundheitlichen Problemen unbedingt Ihren Arzt oder Heilpraktiker auf, denn alle Therapievorschläge haben nur Beispielcharakter und müssen vom behandelnden Arzt an die jeweilige individuelle Situation angepaßt werden.

Gert Baumgart

Kinesiologie

**Mit voller Kraft durchs Leben
Die einzigartige Methode zur
Stärkung der körperlichen,
seelischen und geistigen Energien**

mvg

Die Deutsche Bibliothek – CIP-Einheitsaufnahme

Baumgart, Gert:
Kinesiologie : mit voller Kraft durchs Leben ; die einzigartige Methode zur Stärkung der körperlichen, seelischen und geistigen Energien / Gert Baumgart. – Taschenbuchausg. – Landsberg am Lech : mvg-verl., 1997
(mvg-Paperbacks ; 553)
ISBN 3-478-08553-5
NE: GT

Umschlaggestaltung: Schlotterer & Partner, München
Satz: Fotosatz Buck, Kumhausen
Druck- und Bindearbeiten: Presse-Druck Augsburg
Printed in Germany 080553/3975602
ISBN 3-478-08553-5

Inhalt

Zu unserer Natur gehört die Bewegung;
die vollkommene Ruhe ist der Tod.

Blaise Pascal

Einführung: Locker in den Tag

Kinesiologie hat nichts mit China zu tun. Und auch nichts mit den Chinesen. Schon eher mit Kino, Kinematographie, Kinetik – also mit den Griechen. Oder besser gesagt mit deren Sprache. Das griechische Wort „kinesis" heißt nämlich auf deutsch Bewegung. Kinesiologie bedeutet also soviel wie: Lehre von den Bewegungen.

Oder, weniger fachlich ausgedrückt: Kinesiologie ist die richtige Koordination und der optimale Einsatz der Bewegungen. Es geht dabei aber auch um die Optimierung der körpereigenen Energiequellen.

Das geschieht einerseits durch gezielte Bewegungsübungen. Aber das allein macht die Kinesiologie noch nicht aus, Bewegungslehren gibt es wie Sand am Meer: von Aerobic angefangen über Callanetics bis zu den isometrischen Übungen spannt sich der weite Bogen der „Fit-mach mit"-Schulen.

Das Besondere an der Kinesiologie ist aber, daß hier nicht allein die Muskulatur, die Bänder, das Skelett ins Auge gefaßt werden.

Kinesiologie beschäftigt sich mit dem ganzen Menschen. Daher spielen im Rahmen dieses Lehrgebäudes natürlich auch richtiges Atmen und die Ernährung eine wichtige Rolle. Und die Harmonie von Körper und Seele, die durch diese „Dreiheit" Atem-Bewegung-Ernährung gefördert oder im Falle eines Defizits wiederhergestellt werden soll.

Kinesiologie ist für jeden erlernbar, egal ob Kind oder Greis, Manager, Lehrer, Schüler, Hausfrau, Freiberufler, Arbeiter – jedermann kann von der Kinesiologie profitieren, seine körpereigene Energie auf Vordermann bringen und damit Psyche und Physis stärken.

Entwickelt wurden die Grundlagen der Kinesiologie Anfang der sechziger Jahre von dem amerikanischen Chiropraktiker George Goodheart. Dabei ging es in erster Linie um Muskeltests. Dr. Goodheart stellte nämlich fest, daß ein Muskel, der nur einen schwachen Tonus (Spannung) hat, auf Dauer gestärkt wird, wenn ein bestimmter Reflexpunkt an der Körperoberfläche, der zu diesem Muskel gehört, massiert wird. Rund zehn Jahre später fand Goodheart heraus, daß bestimmte Muskeln den Akupunkturmeridianen der chinesischen Medizin zugeordnet werden können.

Mit dieser Erkenntnis und der daraus entwickelten Kinesiologie konnte Goodheart vielen leidenden Menschen helfen.

Aus der Geschichte der Kinesiologie

Jede neue Idee baut auf Altem, schon Gedachtem auf. Und jede neue Methode hat viele Väter. Daher sind auch die Wurzeln der Kinesiologie weit verzweigt, haben viele kluge Köpfe zu ihrer Entstehung und endgültigen Ausformung beigetragen.

Der amerikanische Arzt Frank Chapman entdeckte in den zwanziger Jahren das sogenannte neurolymphatische Reflexsystem. John Goodheart, der die aus dieser Entdeckung entsprungene wissenschaftliche Arbeit Jahrzehnte später las, brachte diese Reflexe mit dem Muskelsystem in Verbindung. 1966 veröffentlichte er seine Erkenntnisse.

1930 fand der Chiropraktiker Terence Bennett erstmals die Reflexpunkte. Die Berührung dieser Punkte beeinflußt die Blutversorgung der Organe.

Goodheart stellte, wie bereits erwähnt, fest, daß ein Muskel, der einen schwachen Tonus (Spannung) hat, gestärkt wird, wenn man einen neurovaskulären Punkt (Bennett-Reflexpunkt) berührt. Er fand im Zuge seiner praktischen Arbeiten und Forschungsprojekte auch heraus, daß den neurovaskulären Punkten bestimmte Muskeln zuzuordnen sind. 1970 schließlich entdeckte er, daß den chinesischen Akupunkturmeridianen ebenfalls bestimmte Muskeln zuzuordnen sind. Als logische Konsequenz davon benutzte er Akupunkturpunkte, um Muskeln anzuregen. Damit waren die Grundlagen für den kinesiologischen Muskeltest gelegt.

Doch Goodheart forschte weiter und erkannte, daß gar nicht immer ein verkrampfter Muskel für Schmerzen verantwortlich ist. Oft ist es sein „Gegenspieler“, der zu Komplikationen führt. Hat ein Muskel nämlich einen zu schwachen Tonus, kann er dadurch seiner Aufgabe, Gegenzug auszuüben, nicht nachkommen und löst in der Folge eine Verkrampfung des ihm gegenüberliegenden Muskels aus. Das führte Goodheart zu der entscheidenden Erkenntnis: Nicht der verkrampfte Muskel muß entspannt, sondern sein schwacher Gegenspieler gestärkt werden. Diese Untersuchung, den Muskeltest, der später noch ausführlich behandelt wird, nannte Goodheart Angewandte Kinesiologie.

Dr. John Diamond, Absolvent der Sydney University Medical School und Psychotherapeut, wandte sich nach sehr erfolgreicher Tätigkeit als Psychiater in Australien ebenfalls der Kinesiologie zu. Er übersiedelte nach New York, wo er am renommierten Beth Israel Medical Center arbeitete und als Professor an der Mount Sinai Medical School lehrte und forschte.

Im Mittelpunkt der Forschungsarbeit von Dr. Diamond, dessen Buch „Der Körper lügt nicht“ weltweit Furore machte, steht die Thymusdrüse, mit der wir uns eingehend beschäftigen werden.

Die Schulen der Kinesiologie

Im Laufe der folgenden Jahrzehnte entstanden dann unterschiedliche Anwendungen und Schulen. Heute unterscheidet man (um nur die wichtigsten zu nennen):

Angewandte Kinesiologie

Von Dr. George Goodheart begründet, geht sie davon aus, daß ein Mensch gesund ist, wenn sein emotionaler, sein struktureller und sein chemischer Bereich gleichmäßig ausgeprägt sind. Der strukturelle Bereich umfaßt Muskeln, Sehnen, Knochen. Der emotionale Bereich wird durch das psychische Geschehen abgedeckt, der chemische durch die biochemischen Vorgänge im Körper, aber auch durch die chemische Heilwirkung von Medikamenten.

Touch for Health

„Gesund durch Berührung" ist eine ganzheitliche Methode zur Aktivierung der natürlichen Lebensenergien sowie des körperlichen und seelischen Gleichgewichts.

Edu-Kinesthetik

Von Dr. Paul Dennison begründet, zielt diese Kinesiologie-Methode darauf ab, naturgegebene Bewegungsmuster zu fördern, um so den Energiefluß im Körper optimal zu nutzen.

Mit Hilfe der Edu-Kinesthetik, kurz E-K genannt, lernt man, wie blockierte Energie freigesetzt werden kann, damit sie in „befreiten Bahnen“ (so der Titel des Standardwerks von Dr. Dennison) ungehindert fließen kann. Damit geht Hand in Hand eine Verbesserung des Lernens und der Lebensqualität, denn für die E-K sind Körper und Geist eine Einheit.

Bei sehr vielen Menschen ist nämlich der Energiefluß des Körpers gestört, er plätschert nur mehr schwach dahin. Die Folge davon ist eine Instabilität in der energetischen Versorgung der Organe, die sich letztendlich auf nahezu alle Körperfunktionen nicht gerade fördernd auswirkt und zu vielerlei Beschwerden führt, für die der Arzt meist keine organische Ursache finden kann.

Da der Körper bekanntlich nicht nur aus seinen Einzelteilen besteht, sondern ein vernetztes System ist, in dem viele, völlig unterschiedliche Vorgänge einander beeinflussen und ineinander greifen, kann oft eine kleine Ursache – etwa Verspannung oder Streß – unverhältnismäßig große Folgen haben: etwa Magengeschwüre, Herzrhythmusstörungen und einiges mehr.

Verhaltens-Kinesiologie

Dr. John Diamond ist der Erfinder der Behavioral(=Verhaltens-)Kinesiologie, in deren Zentrum ebenfalls der bewährte Muskeltest steht. Dr. John Mittleman, ehemals Präsident der internationalen Akademie für präventive (vorbeugende) Medizin, sagt über die von seinem Kollegen entwickelte Methode: „Dr. John Diamond hat die präventive Medizin revolutioniert. Die Behavioral Kinesiologie (BK) hat mein Leben zutiefst verändert und außerdem zu erfreulichen Veränderungen in meiner Arbeit als Arzt geführt. Dr. Diamond hat uns Vertretern der Heilkunst gezeigt, wie wir unsere Energien und die der Patienten zentrieren können. Seitdem ich seine Techniken in meine Arbeit integriert habe, verlaufen die

Behandlungen ruhig, ohne Angst und Sorge. Und ich werde mit mehr Energie, weniger Streß und vor allem mit einem neuen Gefühl des Wohlbefindens belohnt." Soweit Dr. John Mittleman, Facharzt für Zahnheilkunde.

Diamond, ausgebildeter Psychiater, schildert seinen Weg zur BK folgendermaßen: „Ich wollte psychische Probleme nicht mehr als solche, sondern in Beziehung zu physischen Bedingungen behandeln. Ich wollte präventive Medizin praktizieren, das heißt Lebensenergien im Patienten wecken, um Krankheiten, sobald sie sich andeuteten, zu heilen oder besser noch, sie überhaupt zu verhindern. Ein ganz neues Behandlungsgebiet tat sich auf. Ich interessierte mich für Ernährung und Nahrungszusätze und begann, die medizinischen und psychiatrischen Behandlungen neu, nämlich in Hinblick auf die Körperenergie zu beurteilen. Ebenso überprüfte ich verschiedene Arten von Körper- und Haltungstherapien. Ich dachte, ich könnte meine Patienten viel, viel umfassender als je zuvor behandeln. Ich war aus dem eher engen Rahmen der Psychiatrie herausgetreten und hatte ein Gebiet entdeckt, das man als eine Art vorbeugende, energieweckende Verfahrensweise bezeichnen kann."

Bald erkannte Dr. Diamond jedoch die Grenzen seines Ansatzes: Er arbeitete in einem zu engen Rahmen.

„Die Lösung kam ganz unerwartet", schildert Diamond. „Ein Freund, den ich zufällig traf, berichtete mir von einer Vorlesung, in der Muskeltestverfahren vorgestellt wurden. Obwohl ich noch nie zuvor davon gehört hatte, hatte ich das Gefühl, daß diese Testverfahren genau das waren, was ich suchte. Der Dozent, der dies vortrug, war Dr. George Goodheart, der Begründer des Spezialgebietes Angewandte Kinesiologie. Ich nahm sofort zu ihm Kontakt auf."

Das war die Geburtsstunde der BK. Nachdem sich Dr. Diamond intensiv damit auseinandergesetzt und die Methoden seines Kollegen sorgfältig studiert hatte, sagte er: „Ich praktizierte nun wirklich demokratische Medizin. Nicht ich in meiner ‚großen und erhabenen‘ Stellung als Arzt oder das noch erhabenere Lehrbuch bestimmten, was getan werden sollte, sondern allein der Körper des Patienten, und wenn ich das Richtige tat, teilte es mir der Körper mit. Die Reaktion des Patienten bestimmte die Behandlung. Vor allem war ich nun in der Lage, meinen Patienten die Verantwortung für ihr Wohlbefinden zurückzugeben. Anstatt sich demütig meiner Behandlung zu unterwerfen, waren sie nun genauso verantwortlich. Außerdem sahen sie sich in einem neuen Licht.“

Bei der BK spielt, wie Dr. Diamond hervorhebt, die Thymusdrüse (von ihr wird auch noch in einem anderen Kapitel die Rede sein) und ihr Bezug zur Körperenegie eine Schlüsselrolle. Bis weit in die vierziger Jahre hinein wußte man noch wenig von dieser Drüse und schätzte sie aufgrund von Leichenöffnungen falsch ein, zumal bei Verstorbenen dieses Organ klein und geschrumpft ist. Erst in den letzten Jahrzehnten wurde die wahre Bedeutung der Drüse – speziell für die Immunabwehr und das Energiesystem des Körpers – deutlich.

Klinische Kinesiologie

Dr. Allen Beardall, der Begründer der Klinischen Kinesiologie, entwickelte die sogenannten „Fingermodi“ (davon hören wir noch ausführlich). Durch diese Fingerbewegungen oder -haltungen, die im indischen Medizinsystem Mudras genannt werden, können rasch und effektiv Energie-Imbalancen beseitigt werden. Mit den Beardall’schen Fingermodi läßt sich zum Beispiel herausfinden, in welchem Bereich ein solches Ungleichgewicht vorliegt.

Dabei werden vier Finger der Hand je einem Bereich zugeordnet: der Zeigefinger dem strukturellen Bereich, der Mittelfinger dem körperchemischen, der Ringfinger dem emotionalen Streßabbau und der kleine Finger dem sogenannten elektromagnetischen, auch Akupunkturbereich genannt.

Hyperton X (HT-X)

Ende der siebziger Jahre erarbeitete Dr. Frank Mahony, ein enger Mitarbeiter Dr. Paul Dennisons, dieses Kinesiologie-System. Er entwickelte spezielle Programme für die Körperarbeit und arbeitet derzeit hauptsächlich mit Sportlern und Athleten. Seiner Erfahrung zufolge erzeugt ein verspannter (hypertoner) Muskel eine Verwirrung im Zentralnervensystem (Gehirn). Dadurch wird die Verarbeitung von sensorischen Informationen besonders eingeschränkt. In den sensorischen Bereich fallen unter anderem Lesen, Schreiben, verbale Ausdrücke, Berührungen und Bewegungen.

HT-X ist eine leicht erlernbare Methode zum Entspannen der gesamten Körpermuskulatur. Mahony selbst definiert HT-X so: „Hyperton-X ist eine Kombination aus Touch for Health, propriorezeptiver neuromuskulärer Unterstützung und Mahoney." Propriorezeptoren sind reizaufnehmende Organe bzw. Zellen, die in den Muskeln die Spannung (Tonus) regulieren und für die Auslösung von Reflexen zuständig sind.

Hier sei auch noch zitiert, was der Arzt Dr. George Goodheart allen jenen auf den Weg mitgeben möchte, die den Vorsatz gefaßt haben, sich eingehender mit der Kinesiologie zu beschäftigen:

„Der Mensch verfügt über ein natürliches Potential zur Selbstheilung. Der Grund dafür ist das angeborene Urwissen der menschlichen Strukturen.

Dieses Potential wartet nur darauf, durch Deine Hand, Dein Herz und Deinen Geist geweckt zu werden. Dieses Potential ist unser von der Natur mitgegebenes Erbgut, das der Menschheit, Dir und Deiner Arbeit Gutes bringt.

Benütze es – zusammen mit Deinem Wissen, den physiologischen Gegebenheiten und Deiner inneren Sicherheit – denn es muß genützt werden."

Wann hilft Kinesiologie?

Was Kinesiologie alles bewirken kann, schildert der erfahrene Berliner Kinesiologieexperte und -lehrer Kim da Silva:

„Die Kinesiologie ist die Basis für alles, was wir im Leben machen wollen. Ob wir nun streßfreier lernen oder studieren wollen, ob wir einen leichteren Arbeitstag anstreben, eine Freizeitbeschäftigung genießen wollen, ob wir Tanzen oder Fallschirmspringen lernen, ob wir besser meditieren oder uns einfach nur besser bewegen wollen. Die Kinesiologie unterstützt dieses Wollen und fördert unsere Bemühungen. Wir werden dadurch selbständiger, unabhängiger, und sind immer in der Lage, uns selbst zu helfen. Vor allem lernen wir richtig kommunizieren."

Kinesiologie ist aber auch – verbunden mit bestimmten Ernährungsregeln und Lebensstilumstellungen – ein umfassendes Gesundheitstraining, das Energie-Imbalancen löst bzw. erst gar nicht aufkommen läßt und das allgemeine Wohlbefinden – mit dem die Gesundheit untrennbar verbunden ist – fördert. Mit den kinesiologischen Übungen werden somit Störungen im körpereigenen Energiefluß repariert und durch spezielle Techniken behoben.

Man gewinnt durch Kinesiologie neue bleibende Energie, indem verschüttetes Potential erweckt und zum Nutzen des Körpers und der Persönlichkeitsentwicklung eingesetzt wird.

Spezielle Bewegungs- und Atemübungen sowie Ernährungsregeln tragen dazu bei, ein neues Gesundheitsbewußtsein zu erleben, in neue Dimensionen der Lebensqualität vorzustoßen.

Schon an einem einzigen Intensiv-Wochenende (Adressen siehe Seite 165) kann man unter der Anleitung eines erfahrenen Lehrers jene Grundlagen erarbeiten, auf denen man dann selbst weiter an sich arbeiten und sein Energiepotential erhöhen kann.

„Zu unserer Natur gehört die Bewegung; die vollkommene Ruhe ist der Tod“, sagte Blaise Pascal. Bewegung setzt (Wärme-)Energie frei, verbraucht und braucht Energie. Energie, die der Körper benötigt, um die vielfältigen biochemischen und physikalischen Vorgänge, die in ihm ablaufen, in Gang zu halten.

Im Körper gilt nämlich der Grundsatz der drei Musketiere: „Einer für alle – alle für einen“. Der Organismus ist ein vernetztes System, das sich im gesunden Zustand im Gleichgewicht befindet. Durch äußere oder innere Störungen kann es aber zu Dissonanzen kommen, die das fein aufeinander abgestimmte Gefüge durcheinanderbringen – und uns krank machen. Energie schöpfen wir aber nicht nur aus dem Sauerstoff der Luft – eine ganz wichtige Quelle zur Energiegewinnung ist die Nahrung.

Daher wäre es falsch, die Kinesiologie als reine Bewegungsschule zu bezeichnen, denn sie nimmt sich der ganzen Persönlichkeit des Übenden an und behält immer das vernetzte System Körper im Auge.

Kinesiologie unterstützt den Arzt

Wenn Sie sich die Lebens- und Verhaltensregeln der Kinesiologie zu eigen machen, können Sie Vorsorgemedizin betreiben, Ihren Körper gesund erhalten und Dissonanzen einregulieren.

Der kranke Mensch aber sollte sich unbedingt dem fachkundigen Arzt anvertrauen. Nur dieser kann feststellen, was die Ursache seiner Krankheit ist. Kinesiologie, das unterstreichen alle Experten dieses Gebietes mit Rotstift, ist kein Heilmittel, kann den Arzt, kann Medikamente nicht ersetzen. Kinesiologie kann aber sehr wohl den Heilungsvorgang unterstützen und dazu beitragen, Störungen in der Energiebilanz, die uns krank machen, auf natürliche Art zu beheben. Die meisten Teildisziplinen der Kinesiologie wurden von Ärzten entwickelt, die, mit den Erkenntnissen der Schulmedizin ausgerüstet, diese Lehrgebäude errichteten, durch altüberliefertes und abertausendfach in der Praxis bestätigtes fernöstliches Wissen ergänzten bzw. abrundeten und zu dem Erfolg führten, den die Kinesiologie heute weltweit zu verzeichnen hat.

Ausdauer lohnt sich

Die in diesem Buch vorgestellten Übungen tragen dazu bei, daß Sie sich rundum wohl fühlen können, daß Ihr Körper neuen Schwung erhält und damit auch überflüssige Pfunde loswird. Bleiben Sie aber unbedingt bei der Stange, geben Sie nicht auf. Vielleicht dauert es einige Monate, bis sich der Erfolg einstellt. Dann haben Sie die Gewißheit: Sie haben sich selbst geholfen, haben Ihrem Organismus etwas Gutes getan – und dann werden Sie sicher weiterhin kinesiologische Übungen ausführen, weil sie Ihnen Spaß machen und Sie sich „wie ein anderer Mensch" fühlen werden.
Dafür lohnt sich der Aufwand in jedem Fall.

Am Anfang ist die Tat

Buddha sagte einmal: „Das erste, was der Mensch zu lernen hat, ist Atmen". Die Atmung steht am Anfang und am Ende des Lebens. Mit dem ersten Atemzug erblicken wir das Licht der Welt, mit dem letzten hauchen wir das Leben aus. Die Weisen Indiens formulierten es so: „Atmen heißt, den Kraftstrom der kosmischen Energie anzapfen, mit dem Universum zu kommunizieren, sich mit der Natur innig zu vereinigen." Für sie ist der Atem ein Schlüssel zur Freude, eine Sprossenleiter zu höherem Bewußtsein, das Tor zur höchsten und zur letzten Wirklichkeit, Brücke zur transzendentalen Weisheit, Weg zur Persönlichkeitsentwicklung und Selbstverwirklichung.

Wir wollen daher unseren Einstieg in die Kinesiologie gleich mit der Praxis beginnen.

Die Theorie folgt im nächsten Kapitel.

Das richtige Atmen

Die Atemübung

- Atmen Sie langsam aus. Ziehen Sie dabei den Bauch kräftig ein. Spüren Sie, wie die Luft durch die Lungen und den Bauchraum wandert? Versuchen Sie, sich das plastisch vorzustellen – folgen Sie im Geist dieser Luftbewegung.
- Nachdem Sie vollständig ausgeatmet haben, atmen Sie langsam ein. Aber tun Sie das nicht „auf Kommando". Lassen Sie das Einatmen von selbst, ganz natürlich kom-

men. Dabei soll sich das Zwerchfell nach innen wölben.

- Wenn sich die Lungen mit Luft gefüllt haben, halten Sie ein wenig inne, damit ein vollständiger Gasaustausch zwischen der eingeatmeten Luft und dem Lungengewebe stattfinden kann.
- Das Ausatmen sollte länger dauern als das Einatmen. Lassen Sie also den Brustkorb langsam zusammensinken. Gleichzeitig wölben Sie den Bauch vor.
- Nachdem so die Luft einige Zeit im Bauchraum verweilt hat, ziehen Sie langsam den Bauch ein und lassen die Luft durch den Mund entweichen.

Die Nasenatmung

Atmen Sie bitte nur durch die Nase ein. Dabei wird der Luftstrom gereinigt. Dafür sorgen Flimmerhärchen in den Zellen der Nasenschleimhaut, die festhalten und hinausbewegen, was nicht in die Lunge gehört. Auf ihrem Weg durch das Riechorgan wird die Luft außerdem ein wenig angewärmt – was besonders im Winter wichtig ist, wenn es draußen eisig kalt ist. Auf diese Weise wird verhindert, daß das zarte Lungengewebe schockartig abgekühlt wird.

Entweichen kann die verbrauchte, körperwarme (Ab)-Luft dann ganz natürlich durch den leicht geöffneten Mund.

Sie können diese Atmung sowohl im Stehen als auch im Sitzen oder Liegen durchführen und bis zu einem dutzendmal wiederholen, wenn es Ihnen Spaß macht. Gehen Sie jedesmal im Geiste mit der Luft mit, folgen Sie ihrem Weg in den Körper. Sie sollten aber sofort damit aufhören, wenn Sie dabei ein Gefühl des Unbehagens verspüren.

Nichts ist nämlich einer Tätigkeit abträglicher, als sie widerwillig auszuführen. Also zwingen Sie sich zu nichts. Lassen Sie die Sache einfach laufen. Sie werden mit der Zeit sehen, daß diese Art zu atmen allmählich zur Selbstverständlichkeit wird.

Vielleicht geht das nicht gleich auf Anhieb so, wie Sie sich das vorgestellt haben. Kein Meister ist je vom Himmel gefallen! Geben Sie also nicht gleich auf. Und denken Sie daran: Wenn Sie bisher vielleicht nicht richtig – will heißen nicht optimal, zu flach – geatmet haben, so haben Sie dieses Fehlverhalten bereits seit vielen Jahren aus- und daher auch eingeübt. Das kann sich nicht im Handumdrehen ändern. Aber: Die Zeit arbeitet für Sie. Bleiben Sie also am Ball. Sie werden sehen, von Tag zu Tag werden Sie sich wohler fühlen, wird Ihnen die Übung besser gelingen. Sie werden auch spüren, daß sich Ihre gesamte Energie dadurch verstärkt, daß Sie leistungsfähiger werden und für mehr Dinge aufgeschlossen.

Der Atem als Brücke

Ein Grundsatz der fernöstlichen Medizin lautet: Rhythmus, Tiefe und Form der Atmung können dazu verwendet werden, das Bewußtsein zu verändern, Heilung zu fördern und die körperliche Leistungsfähigkeit zu steigern. Halten Sie sich diese Weisheit ständig präsent. Das wirkt verstärkend und motivierend. Nicht nur, um die Atmung richtig durchzuführen. Sie werden damit auch mehr Antrieb für die Dinge des täglichen Lebens erlangen und das im wörtlichen Sinn „atemberaubende“ Berufsleben besser meistern können.

„Wer sich mit Luft ernährt, leuchtet wie ein Gott und lebt lange“, meinte Konfuzius bereits im sechsten Jahrhundert vor Christus, und in den Upanischaden, der heiligen Schrift Indiens, heißt es: „Atem, fürwahr, ist noch wichtiger als

Hoffnung, denn wie die Speichen eines Rades eingefügt sind in die Nabe, so ist dem lebendigen Atem alles eingefügt."

Beherzigen Sie diese Worte, und saugen Sie sie mit einem kräftigen Atemzug in sich ein. Denn der Atem ist die Brücke zwischen Leib, Seele und Geist.

Atem des Lebens

Sie werden sich jetzt vielleicht fragen, was diese erste Übung in unserem Körper bewirkt. Um das anschaulich und verständlich zu machen, müssen wir uns ein wenig mit der Anatomie und Physiologie des menschlichen Körpers beschäftigen.

Wußten Sie, daß fundierten Schätzungen zufolge in der modernen Industriegesellschaft neunzig von hundert Zeitgenossen ungenügend oder falsch atmen?

Wer aber nicht richtig atmet, untergräbt seine Gesundheit und schädigt seine Körperenergie, indem er ihren Fluß hemmt.

Was geschieht, wenn Sie kräftig einatmen? Überzeugen Sie sich selbst durch einen tiefen Atemzug, daß Sie damit nicht nur Luft (genauer gesagt: das Gas Sauerstoff) in die Lungen pumpen. Sie spüren dabei gleichzeitig, wie sich die Rippen heben, wie der Schultergürtel hochgeht, der Bauch fester wird.

Die Atmungsorgane

Atmen dient in erster Linie dem Gasstoffwechsel. Das heißt, daß frische Luft eingesogen und verbrauchte durch das Ausatmen entfernt wird. Und das läuft vom ersten Schrei bis zum letzten Atemzug ab.

Die Nase

Die erste Station, die die Außenluft beim Atmen passiert, ist die Nase. Dort wird, wie schon angedeutet, die Luft gereinigt, befeuchtet und angewärmt. Die Reinigung durch Millionen kleiner Flimmerhärchen ist deshalb wichtig, weil ein Kubikzentimeter Atemluft etliche Millionen von Schwebeteilchen – Ruß, Staub, Fasern, Mineralstäubchen, Pilzsporen, Bakterien – enthält, die an den Härchen zum Großteil hängenbleiben und damit nicht in den Körper gelangen können. Was dieser Filterapparat aufhält, wird durch Niesen aus der Nase entfernt.

In den Windungen der Nasenhöhle wird die vorgereinigte Luft erwärmt und von den Nebenhöhlen mit Wasserdampf angereichert.

Der Rachenraum

Station zwei ist der Rachenraum. Dort ist ein zweiter Filter eingebaut – die Mandeln. Sie bilden ein weiteres Bollwerk gegen das Eindringen von Krankheitserregern oder schädlichen Partikeln.

Die Luftröhre

Damit es mit Ihrer Energie aufwärts geht, muß der Luftstrom zuerst abwärts ziehen, nämlich die etwa zwölf Zentimeter lange und zwei Zentimeter breite Luftröhre hinunter. Und sollten sich doch noch Keime bis hierher gerettet haben, werden sie von hier durch den Hustenreflex hinausgeschleudert. Das geschieht mit einem rasenden Sog, dem praktisch nichts entkommen kann.

Die Lunge

Von da geht es über die sich am Ende in zwei Bronchialäste gabelnde Luftröhre direkt in die Lunge. Dort findet in den sogenannten Lungenbläschen der Gasaustausch statt, denn diese Bläschen sind von feinen Blutgefäßen überzogen, die den Sauerstoff aufnehmen und im ganzen Körper verteilen. Jeder von uns trägt zwischen 350 und 400 Millionen dieser Mini-Luftsäckchen in sich. Das entspricht einer Oberfläche von 80 bis 120 Quadratmetern, also etwa der Größe eines Tennisplatzes. Von hier aus geht dann der Sauerstoff an die Endverbraucher: die rund 2000 Milliarden Körperzellen.

Auf gleiche Weise wird verbrauchte Luft – oder genauer gesagt, der aus dem Stoffwechsel übriggebliebene Abfallstoff Kohlendioxid – wieder ausgeschieden.

Beim Einatmen bleiben die Lungenflügel übrigens passiv. Das Heben des Brustkorbes hat nämlich nur den Zweck, einen Unterdruck zu erzeugen, durch den die Luft eingesogen wird. Dabei senkt sich das Zwerchfell, eine Muskelplatte, die den Lungenraum von den Eingeweiden des Bauchraumes fein säuberlich trennt. Das Zwerchfell funktioniert dabei wie eine Membranpumpe und bewegt sich während des Atmens sechzehnmal in der Minute zwischen Brust und Bauch drei Zentimeter auf und ab.

Auch Atmen braucht Energie

Das Einatmen von Luft erfordert, um das vorhin Gesagte auf einen Nenner zu bringen, Energie. Und zwar etwa zwei Prozent des Gesamtenergiebedarfs. Dieser geringe Aufwand macht sich jedoch tausendfach bezahlt, denn er verschafft uns neue Energie, das Leben zu meistern.

In Ruhe schöpft der Erwachsene durchschnittlich sechzehnmal in der Minute Luft. Das ergibt Tag für Tag 23.000 Atemzüge. Bei körperlichen Anstrengungen, Sport oder seelischen Erschütterungen erhöht sich die Atemfrequenz beträchtlich. Nämlich bis auf dreißig Atemzüge.

Ein Übergewichtiger kommt aber schon in Ruhe auf rund zwanzig Züge pro Minute.

Je Atemzug wird ein halber Liter Luft in die Lungenflügel gesogen. Das macht pro Minute rund acht Liter. Bei starken Belastungen hingegen sind es allein bei einmal Einatmen drei Liter.

Durch einen Atemzug werden zig Milliarden Körperzellen mit frischem Sauerstoff beliefert, den das Blut in den kleinsten Winkel des Organismus trägt.

Bei jedem Atemzug setzen sich aber nicht bloß Wirbel, Rippen, Bänder und Bandscheiben in Bewegung, sondern auch eine Reihe von Muskeln.

Zum Beispiel der langgestreckte sogenannte Rückenstrecker. Er zieht vom Becken bis zum Hinterhaupt. Mit von der Partie sind, wenn wir Luft einsaugen, auch die Bauchmuskeln, die sich vom Becken bis zu den Rippen spannen, und natürlich das schon genannte Zwerchfell.

An der Körpervorderseite geraten beim Luftholen die Brustmuskeln in Bewegung. Sie ziehen am Schultergürtel, und das wirkt sich bei Verspannungen unter Umständen schmerzhaft aus.

Wie Sie also sehen, gibt Ihnen allein das Atmen bereits Auskunft darüber, daß in Ihrem Körper etwas nicht in Ordnung ist, ein Defizit herrscht, daß Störungen vorliegen, die mit dem Atmen selbst überhaupt nichts zu tun haben.

Allein dieser kurze Überblick – wir haben die Folgen eines tiefen Atemzuges für die inneren Organe dabei ganz unter den Tisch fallen lassen – zeigt deutlich, was man unter einem vernetzten System zu verstehen hat und daß das Ganze mehr ist als die Summe seiner Teile.

Das chinesische Tai Chi

Die chinesischen Ärzte postulieren das schon seit mehr als zweitausend Jahren. Sie sprechen daher im Zusammenhang mit Atmung auch vom Funktionskreis Lunge, welcher nach fernöstlicher Ansicht weitgehende Rhythmisierungsfunktionen hat.

Bei den Übungen des chinesischen Tai Chi wird überdies größter Wert darauf gelegt, Atmung und Bewegung zu koordinieren und damit die Körperenergie in Bahnen zu lenken. Diese innere Energie, bei den Chinesen auch als Vitalenergie bezeichnet, durchwandert den ganzen Körper. Damit ist diese Energie, das Chi, die Grundlage des Lebens. Wenn im alten China ein weiser Mann gefragt wurde, wie man denn atmen solle, gab er zur Antwort: „Nur der Kranke atmet mit der Lunge, der Gesunde atmet mit der großen Zehe." Das heißt: Kranke atmen meist flach, bringen nur wenig Luft in den Körper. Bei der Vollatmung des Gesunden hingegen wird der ganze Körper – bis zur großen Zehe – vom eingeatmeten Sauerstoff profitieren.

Dabei sollte man aber keineswegs hastig vorgehen und als Pflichtübung rasch einige Male tief durchatmen. Das führt zu nichts. Wer nämlich zu tief und zu schnell atmet, dem Körper mithin mehr Sauerstoff zuführt, als dieser in Ruhe benötigt, kann das an spürbaren Reaktionen wie beispielsweise Herzklopfen sofort erkennen – ja, zu hastiges Sauerstoffschlucken kann sogar zu einer Bewußtlosigkeit führen.

Das indische Prana

Atmen bedeutet auch Ruhe. Wird der Atem ruhiger, wird auch gleichzeitig der Atmende ruhig.

In Indien wird diese Atemenergie Prana genannt. Prana bedeutet für den Inder aber auch die Summe aller im Universum vorhandenen Energie. Um diese Energie zu entfalten und in nutzbringende Bahnen zu lenken, ist richtiges Atmen unbedingt erforderlich.

Mithin ist der Atemstrom ein Energiestrom, und daher wurde auch eine Atemübung an den Anfang gestellt. Quasi als Einstieg in die Kinesiologie, aber auch, um zu zeigen, wie vielfältige Wirkungen und wie vielfältigen Nutzen das Atmen dem Körper – und letztendlich auch dem Geist, dem körperlichen Wohlbefinden und der Gesundheit – bringt.

Aktivierung der Energie

Was wir nicht sehen können, mit den Sinnen nicht erfassen, gilt vielfach als nicht existent. Das trifft in besonderem Maße auf die Körperenergie zu. Man sagt: „Das gehe ich mit voller Energie an." Aber kaum jemand hat eine Vorstellung davon, was er damit wirklich meint, was diese Energie ist. „Das Wesentliche ist für das Auge nicht sichtbar", formulierte es einmal treffend der Autor des „Kleinen Prinzen", Antoine de Saint-Exupéry.

Dennoch ist Energie wissenschaftlich faßbar und belegbar.

Was ist Energie?

Sie ist der Motor aller Dinge, hält die Natur um uns und uns Menschen in Schwung. Sie wirkt im Großen (Universum) genauso wie im Kleinen (in jeder Zelle des Körpers), im Mikrokosmos ebenso wie im Makrokosmos. Energie hält, kurz gesagt, die Welt zusammen. Was mit den Worten der heiligen Hildegard von Bingen so klingt: „Die Elemente liefern, wie sie das gesamte Weltgefüge zusammenhalten, ebenso auch das Gefüge für den menschlichen Körper. Ihre Ausbreitung und Funktion haben sie im ganzen Menschen so aufgeteilt, daß er von ihnen immerfort in Gang gehalten werden kann, ebenso wie die Elemente durch die ganze übrige Welt ausgebreitet sind und wirken." Ersetzen Sie das hier gebrauchte Wort Elemente durch Energie, und Sie werden besser verstehen, worum es in diesem Kapitel – und auch bei der Kinesiologie – geht: um Energiefluß, seinen reibungslosen Ablauf bzw. seine Störung.

Die Energie des Körpers ist nicht sichtbar, nicht tastbar, nicht zu riechen – im alltäglichen Spachgebrauch sind wir uns ihrer aber doch bewußt. Etwa wenn wir sagen: „Dieser Mensch strahlt Zufriedenheit aus.“ Oder: „Mit ihm (ihr) bin ich auf der gleichen Schwingungsebene.“ Ein „Gespür für Menschen“ zu haben ist eine weitere Formulierung, die sich auf die Energie des Körpers bezieht, die dieser an seine Umgebung ausstrahlt und die von manchen Mitmenschen wahrgenommen werden kann. Besonders deutlich wird das bei der „Liebe auf dem ersten Blick“, wenn zwei Menschen „die gleiche Wellenlänge“ haben.

Aber auch, wenn wir vom „Puls der Zeit“ sprechen, formulieren wir bereits, daß wir von Schwingungen umgeben sind, von pulsierenden Wellenbewegungen. Daß das so ist, wurde von Physikern eindeutig bewiesen und steht außer Zweifel. Wir wissen heute, daß nichts auf der Welt, nicht einmal ein Felsen, wirklich „fest“ ist, sondern aus Schwingungen besteht.

Wenn der Energiehaushalt durcheinandergerät

Durch verschiedenste äußere und innere Einflüsse kann es zu Veränderungen im Schwingungsmuster kommen, kann der Energiehaushalt eines Organismus durcheinander geraten.

Veränderungen im Energiehaushalt machen sich jedoch nicht von heute auf morgen bemerkbar.

Ehe es zu physischen Beschwerden oder gar zum Zusammenbruch kommt, vollzieht sich ein langer Prozeß der Imbalance, des Ungleichgewichts, der einige Zeit kompensiert werden kann, letztendlich aber im großen Kollaps mündet.

Der Muskeltest

Wollen Sie wissen, wie es um Ihre Energie bestellt ist? Möchten Sie feststellen, ob ein Defizit besteht?

Um die Energiesituation des Körpers zu ermitteln, wurde der kinesiologische Muskeltest als wichtigste Säule kinesiologischer Arbeit entwickelt.

Bevor Sie diesen Test durchführen, müssen Sie sich aber grundsätzlich über folgendes im klaren sein:

- Gibt es einen Grund, der gegen einen Muskeltest spricht? (Das kann beispielsweise eine Verletzung sein).
- Sollte bei der Testung ein Unbehagen auftreten oder gar Schmerzen, sagen Sie das deutlich. Die Zähne zusammenbeißen und weitertun nützt der Sache überhaupt nicht – im Gegenteil. Bei Beschwerden muß der Test nämlich unverzüglich abgebrochen werden.
- Verzichten Sie in jedem Fall auf Kraftanwendung. Es geht nicht darum, ein Tauziehen zu veranstalten, sondern darum, Energie-Unausgeglichenheiten aufzuspüren.

Mit diesem Test kann jeder beliebige Muskel untersucht werden. Jener Muskel, der gerade getestet wird, wird *Indikatormuskel* genannt.

Was der Test bestimmt

Mit dem Muskeltest wird bestimmt, ob ein Muskel stark („eingeschaltet") oder schwach („ausgeschaltet") ist, wo Unausgewogenheiten im Energiehaushalt bestehen. Ein Muskel ist dann schwach, wenn ein „Kurzschluß" im Energiestrom oder eine Schwächung desselben auftritt. Daher wird bei dem kinesiologischen Muskeltest nicht vorrangig die Kraft getestet, sondern die Energie. Oder, anders ausgedrückt: Mit dem Muskeltest wird eine Frage an das persönliche Energiefeld gestellt, nach eventuellen Blockaden gesucht.

Dr. Dennison hat in seinem Forschungslabor am Valley-Remedial-Group-Zentrum in den USA diesen von Dr. John Diamond entwickelten Test unter anderem auch dazu eingesetzt, um Energieblockaden aufzudecken, die durch geistige Ermüdung hervorgerufen wurden, oder um Lebensmittelallergien oder Störungen im Zuckerstoffwechsel aufzudecken.

Die Rolle der Thymusdrüse

Das besondere Verdienst, dieses Testverfahren weltweit eingesetzt und weiterentwickelt zu haben, gebührt also dem Arzt und Psychotherapeuten John Diamond. Dabei ging er von der Erkenntnis aus, daß die Thymusdrüse eine bedeutende Rolle in der Regulierung der Körperenergie spielt.

Die Thymusdrüse liegt hinter dem Brustbein und wiegt bloß 35 Gramm. In der Antike war man der Ansicht, daß hier der Sitz des Gemüts liege.

Heute weiß man, daß diese kleine Drüse von grundlegender Bedeutung für die Aktivierung der körpereigenen Abwehrzellen ist. Das ist auch der Grund, weshalb manche Alternativmediziner die Thymustherapie durchführen, wobei durch Injektion tierischer Thymuszellen der Körper in seinen Bemühungen, mit Infektionen fertig zu werden, von außen her unterstützt werden soll. Was dieses Organ noch bewirkt oder regelt, ist weitgehend ungeklärt. In der Kinesiologie wird es jedenfalls als Energiezentrum angesehen.

Der Muskeltest wird von den Kinesiologen als Werkzeug verwendet, um Auskunft über den Status der Körperenergie zu erhalten. Gleichzeitig damit wird das Eingehen auf den anderen gefördert, denn zum Muskeltest gehören immer zwei.

Die Durchführung

Diesen Test kann jeder leicht ausführen. Wer ihn zu Hause machen möchte, kann die hier beschriebene einfache Form anwenden.

Sie stellen sich aufrecht hin, den rechten Arm lassen Sie entspannt herunterhängen, den linken Arm halten Sie gestreckt. Dann stellt sich der Tester schräg vor Sie und legt seine rechte Hand auf Ihre rechte Schulter. Die Linke wird auf den ausgestreckten Arm oberhalb des Handgelenks leicht aufgelegt. Der Tester sagt: „Halten“, wartet kurz ab und drückt dann auf den ausgestreckten Arm. Der Druck darf höchstens drei Sekunden lang ausgeübt werden. In den meisten Fällen wird der Arm ausgestreckt bleiben. Sinkt er, ist das ein Hinweis auf fehlende Energie.

Dem kann unter anderem abgeholfen werden, indem Sie eine Übung zur Stärkung der Thymusdrüse ausführen. Dazu werden zwei Finger der rechten Hand in Höhe der zweiten Rippe auf den Körper gelegt. Dann wird diese Stelle leicht massiert oder sanft auf diese Stelle geklopft. Danach wird der Muskeltest nochmals durchgeführt – und der Arm hält dem Druck problemlos stand.

Für die Testung des Rückenmuskels dreht der Tester (Partner) Ihre Hand so, daß die Handfläche nach außen zeigt. Während er Ihre Hand an seinen Körper hält, versuchen Sie, Ihren Arm vom Körper weg zu drücken.

Der Ellenbogen darf dabei nicht abgewinkelt sein. Der Muskel sollte nach höchstens fünf Zentimetern „sperren“, wenn der Energiestrom in Ordnung ist und keine Blockade besteht, die ihn am Fließen hindert.

Auf die gleiche Weise können dann weitere Muskel getestet werden.

Die Macht der Gefühle

Bei diesem Test werden wir auch an das Fühlen von Berührungen erinnert – eine Fähigkeit, die bei vielen Menschen schon verkümmert ist. Sie werden sicher von sich selbst wissen, daß eine leichte Berührung bereits motivieren kann. So werden etwa die Worte: „Du schaffst es!" durch einen leichten Druck der Hand auf den Oberarm des Angesprochenen verstärkt.

Das findet übrigens sprachlich ebenfalls seinen Niederschlag. Wenn uns etwas besonders zu Herzen geht, sind wir davon „tief berührt". Hier zeigt sich die Psycho-Connection zwischen Angreifen und Befühlen, Gefühlen.

Bioenergie

Der Psychoanalytiker Wilhelm Reich, ein Schüler Sigmund Freuds, hat den Begriff Bioenergie geprägt. Damit bezeichnete er eine Energieform, die den ganzen Organismus durchdringt und beherrscht und sich selbst in den Gefühlen wie auch im Fließen der Körperflüssigkeiten und anderen biophysikalischen Bewegungen manifestiert.

Der Charakterpanzer

Eine der grundlegenden Entdeckungen Reichs war, daß Verhaltensweisen und gefühlsbetonte Erlebnisse gewisse Muskelreaktionen veranlassen können, die dann den Fluß der Bioenergie blockieren. Dadurch kommt es zu Muskelverhärtungen, die Reich „Charakterpanzer" nannte.

Das läßt sich ohne komplizierte Meßgeräte leicht im Alltag beobachten und am Verhalten unserer Mitmenschen ablesen. Ein „versteinertes Gesicht“ signalisiert Härte, Ablehnung, ein absolutes, endgültiges Nein. Dabei können wir sehen, wie sich die Muskeln von einem Augenblick zum anderen verhärten. Und wer genauer hinschaut, wird auch bemerken, daß in einer solchen Situation oft auch andere Muskelpartien plötzlich „versteinert“ werden, die Schultern etwa oder die Muskulatur der zur Faust geballten Hand.

Verhärtend und energiehemmend können sich gleichfalls negative Gedanken auswirken.

Probieren Sie es einmal aus. Etwa an einem Muskel, der sich im Test als „stark“ erwiesen hat. Jetzt konzentrieren Sie sich einige Sekunden lang auf den Satz: „Ich fühle mich ausgesprochen mies.“

Wiederholen Sie den Test. Ist der Muskel jetzt schwächer?

Daraufhin sagen Sie: „Ich freue mich riesig über den Erfolg, den ich gestern hatte, die Freude darüber durchdringt meinen ganzen Körper.“ Auf diesen positiven Gedanken konzentrieren Sie sich wiederum einige Sekunden lang. Im darauffolgenden Muskeltest können Sie die Wirkung positiver Verstärkung direkt ausprobieren.

Wilhelm Reichs Atemtherapie

Um Verhärtungen aufzulösen und den Energiefluß wieder in die Wege zu leiten, das ungehinderte Pulsieren der Bioenergie zu ermöglichen, setzte Wilhelm Reich die Atmung ein. Damit kommt er der chinesischen Vorstellung vom Chi, der Körperenergie, ganz nahe. Mit der von ihm kreierten Atemtherapie hat Reich aber auch schon wichtige Prinzipien der Kinesiologie vorweggenommen.

Reserven aktivieren

In der Physik beschreibt der Begriff Energie nüchtern und prosaisch die Fähigkeit, Arbeit zu leisten. Damit erfordert jede Aktivität Energie. Energie wird daher auch beim Schlafen verbraucht. Die für den Betrieb des Körpers nötige Energie nehmen wir durch die Atmung und Nahrung auf.

Da aufgrund des sogenannten ersten Hauptsatzes der Thermodynamik Energie in einem geschlossenen System weder erzeugt noch zerstört werden kann, sprechen Forscher in diesem Zusammenhang von der „Buchführung der Natur". Das bedeutet aber auch: Jeder Mensch ist ein „Energie-Füllhorn", dessen Inhalt uns zu hundert Prozent zur Verfügung steht. Jedoch wird vielfach nur ein kleiner Prozentsatz davon genutzt. Die brachliegenden Reserven zu aktivieren, darin sieht die Kinesiologie eine ihrer wichtigsten Aufgaben.

Der Energiefluß im Körper

Die Energie für alles Leben auf dieser Erde kommt von der Sonne, wird von den Pflanzen aufgenommen, gespeichert, umgewandelt und gelangt schließlich über die Nahrung in den Körper, wo ebenfalls eine Vielzahl von energetischen Prozessen stattfindet. Im Körper geleitet wird diese Energie, so die Ansicht der fernöstlichen Medizin, in ganz bestimmten Bahnen, den Meridianen.

Die Meridiane

Der chinesischen Medizin zufolge – deren Erkenntnisse sich die Kinesiologie ebenfalls zunutze macht – befinden sich im menschlichen Körper 14 Hauptenergieströme. Zwei davon sind *Steuermeridiane* (das „Zentralgefäß" an der Vorderseite des Körpers und das „Gouverneursgefäß" an der Körperrückseite), zwei sind *physiologischer Natur* (für Kreislauf und Schilddrüse zuständig), die verbleibenden zehn sind Organen direkt zugeordnet. Die Meridiane – man kann sie auch als Energieautobahnen bezeichnen – ziehen bildlich gesprochen wie elektrische Leitungen in ganz bestimmter Weise durch den ganzen Körper. Sie verlaufen drei bis zehn Millimeter unter der Haut und kommen an den Akupunktur-Punkten an die Hautoberfläche.

Jeder dieser Energieströme spaltet sich in mehrere Zweige auf und versorgt das Organsystem, nach dem er benannt ist. Der *Lungenmeridian* verläuft zum Beispiel vorne an Ober- und Unterarm bis zum Daumen und umfaßt insgesamt elf Akupunktur-Punkte. Der *Dickdarmmeridian* hingegen beginnt am Zeigefinger und setzt sich über den Oberarm, die Schulter, den Hals bis zur Oberlippe fort und endet an der Nase.

Nei Ching, einer der frühen chinesischen Weisen, hat einmal über den Energiefluß im menschlichen Körper gesagt: „Die Wurzel allen Lebens und Werdens und allen Wandels ist Energie – alle Wesen im Himmel und auf der Erde gehorchen diesem Gesetz. Das gesamte Leben des Menschen ist vollkommen von Energie (Chi) abhängig."

Yin- und Yang-Energie

Dabei wird aber zwischen Yin- und Yang-Energie unterschieden. Der amerikanische Experte für chinesische Philosophie und Heilkunde, der Arzt Stephen Chang, schildert in seiner Arbeit über das medizinische Tao-System die Zusammenhänge zwischen Yin und Yang. Er stellt fest: „Das Wesen der Yin-Energie ist negativ, ruhig und beruhigend. Dagegen ist Yang-Energie positiv, stimulierend und anregend. Nimmt die Yang-Energie zu, werden Blutdruck, Herz- und Atemfrequenz und andere Funktionen gesteigert, während gleichzeitig positive Ionen im Körper erzeugt werden. Wenn hingegen Yin-Energie zunimmt, werden negative Ionen erzeugt, was zum Sinken des Blutdrucks führt, zur Abnahme der Libido und zu einer Verlangsamung von Herz- und Atemfrequenz." Nur wenn beide Energiearten im Gleichklang stehen, ist man gesund, sagen Chinas Ärzte.

Bei völlig gesunden Menschen wirken also beide Kräfte, Yin und Yang. Jeder Yang-Zustand enthält somit auch ein wenig Yin. Überwiegt aber eine der beiden Kräfte, wird der Mensch krank, weil sein Energiestrom in Unordnung geraten ist.

Yang regiert die linke Körperhälfte, die Haut, Hohlorgane, überschießende Reflexe, das Blut, die Lebenskraft, den Akt der Befruchtung, Jugend und Wachstum. Yin hingegen wird der rechten Körperhälfte zugeschrieben, den Knochen, chronischen Krankheiten, der Blutzirkulation, der Rückbildung, dem Verfall, Altern, Tod, der Schwangerschaft und der befruchteten Eizelle.

Das innere Lächeln

Das Credo der chinesischen Medizin lautet übrigens: Überragende Ärzte verhindern Krankheiten, mittelmäßige heilen noch nicht ausgebrochene Krankheiten, unbedeutende Ärzte behandeln bereits bestehende Krankheiten.

Die Chinesen sehen auch in einem verlorengegangenen oder gestörten energetischen Gleichgewicht die eigentliche

Ursache der Erkrankungen und versuchen, es durch vorbeugende Maßnahmen erst gar nicht so weit kommen zu lassen.

Daher gilt für den fernöstlichen Medicus: Nur wenn die lebenswichtigen Organe des Menschen wie Hirn, Herz, Lunge, Leber, Nieren, Magen, Nerven- und Kreislaufsystem entspannt sind, ist auch die Seele heiter. Man nennt diesen Zustand: das innere Lächeln.

Einer der chinesischen Weisen, Mantak Chi, sagte darüber: „Man kann allen Organen zulächeln. Wenn Sie entspannt und glücklich sind und in sich hineinlächeln, produzieren Ihre Organe ein honigähnliches Sekret. Haben Sie Angst, sind Sie nervös, werden statt dessen giftige Substanzen erzeugt. Das innere Lächeln gibt Ihnen Liebe, wo Sie sie am nötigsten brauchen: zu Hause. Ihr Körper ist Ihr Zuhause, denn in Ihrem Körper leben Sie, egal, wo Sie sich aufhalten. Lächeln Sie sich selbst zu, wo immer Sie gehen, lächeln Sie allem zu, dem Sie begegnen."

Energieblockaden

Durch Streß, Sorgen, falsche Ernährung, schlechte Haltung, zu wenig Bewegung und einiges mehr kann es aber zu Energieblockaden kommen, das innere Lächeln erstirbt. Dann haben plötzlich einige Meridiane zuviel, andere zu wenig Energie. Das System ist außer Balance. Damit wird der Körper jedoch anfälliger für Erkrankungen, Beschwerden oder Krankheitserreger.

Störungen im Energiefluß haben russische Forscher mit Hilfe der sogenannten Kirilian-Hochfrequenzfotografie im Bild festgehalten. Diese Aufnahmen zeigen z. B. von einem Finger oder einer Hand ausstrahlende bunte „Flammen", geben ein eindrucksvolles Bild der „Lebensenergie", die den Körper des Menschen wie ein unsichtbarer – nur in der Hochfrequenzfotografie zu sehender – Mantel einhüllt. Die

Stellen, wo (bei gesunden Menschen) die Lichter der abgestrahlten Energie am stärksten lodern, entsprechen den Meridianen der chinesischen Medizin.

Aufgrund ihrer Forschungen kamen Physiker und Biologen zu dem Schluß: Das Energiefeld, das sich durch die Hochfrequenzfotografie festhalten läßt, wird durch das Einatmen des Luftsauerstoffes erzeugt.

Mit Hilfe der Kinesiologie lassen sich etwaige Störstellen und Imbalancen rasch erkennen und nachhaltig ausgleichen.

Wieviel Energie braucht der Mensch?

Die Energie, die der Körper braucht, muß er sich von außen holen. Das geschieht einerseits und zu einem geringen Prozentsatz durch die Atemluft und andererseits durch die Nahrung. Daher der wichtige Rat der Kinesiologie: Ernähre dich immer so, daß die Energiebahnen nicht geschädigt werden. Das ist zweifellos leichter gesagt als getan, denn jeder Mensch ist ein einmaliges Individuum, und, wie es ein kluger Arzt einmal ausdrückte: „Mit gutem Gewissen kann ich eigentlich keinem meiner Patienten die gleiche Medizin verordnen wie einem anderen. Ich müßte für jeden genau das Arzneimittel in der Dosierung verordnen, die ihm optimal angepaßt ist." Die Kinesiologie will daher auch nicht alle Menschen über einen Leisten schlagen, sondern, so Dr. Dennison, „vielmehr hilft sie bei der Entscheidung, welche Nahrungsmittel ein Höchstmaß an Energie spenden und welche schwächend wirken" – was Sie mit dem kinesiologischen Muskeltest leicht nachvollziehen können.

Mit Gemüse, Obst – mit allen Vegetabilien – nehmen Mensch und Tier zwar Energie und gleichzeitig auch lebensnotwendiges Wasser auf, die sie für ihre Lebensfunktionen brauchen.

Aber nicht alle sind gleichwertig. Im Körper wird die aufgenommene Energie in Wärme und Arbeit (der inneren Organe) umgesetzt. Ein ruhender Körper braucht beispielsweise 25 Prozent der Energie für die Muskulatur, 19 Prozent für Gehirnaktivitäten. Einige Beispiele mögen veranschaulichen, welche Tätigkeit wieviel Energie verbraucht:

Allein für das Schlafen werden täglich 480 Kilokalorien (kcal) verbraucht, für sitzende Arbeit 468. (1 Kilokalorie = 4,184 Kilojoule/kJ).

Der Grundumsatz

Ausgegangen wird dabei vom sogenannten Grundumsatz. Darunter versteht der Fachmann jene Energiemenge, die ein Mensch bei völliger Ruhe im Liegen in einem Raum mit einer Temperatur von 20 Grad Celsius durchschnittlich benötigt. Dieser Grundumsatz ist erforderlich, um das Überleben zu sichern, also Herz-, Atemtätigkeit, Gehirnfunktionen und vieles mehr aufrechtzuerhalten. Er ist jedoch je nach Geschlecht, Lebensalter, Körpergröße, Körperumfang und Klimazone unterschiedlich.

Als Faustregel gilt: Beim Erwachsenen beträgt der Grundumsatz pro Kilo Körpergewicht und pro Stunde 1 kcal.

Demzufolge werden je halbe Stunde 33 kcal (138 kJ) veranschlagt. Entspannt stehen erfordert im gleichen Zeitraum 37 (154) Einheiten, Klavierspieler haben einen Energieumsatz von 40 kcal (167 kJ) pro halber Stunde, ausgiebiges, gründliches Händewaschen schlägt sich mit 57 (239) zu Energie-Buche. Kartoffelschälen und Radfahren mit zehn Stundenkilometern verbrauchen gleich viel, nämlich 84 kcal (352 kJ). Ein Autofahrer, der in der Stadt in der Hauptverkehrszeit eine halbe Stunde lang unterwegs ist, verbraucht dafür 96 kcal (402 kJ).

Eine Steigerung der Leistung erhöht den Energieverbrauch beträchtlich. So verbraucht ein Pedalritter, der mit 20 Stundenkilometern durch die Gegend radelt, in 30 Minuten 234 kcal (980 kJ). Schneeschaufeln verschlingt 250 kcal (1063 kJ), Brustschwimmen (50 Meter pro Minute) erfordert 340 kcal (1423 kJ).

Die täglich benötigte Energie muß sich der Körper wie gesagt aus der Nahrung holen. Er bezieht sie vorwiegend aus drei Nährstoffgruppen: Fett, Eiweiß, Kohlenhydrate. Ein Gramm Fett liefert ihm 9 kcal (38 kJ). Die gleiche Menge Kohlenhydrate 4,1 kcal (17 kJ), und ein Gramm Eiweiß setzt rund vier kcal (17 kJ) frei.

Sie können aber auch durch spezielle Bewegungs- und Atemübungen viel für Ihren Energiehaushalt tun. In diesem Buch finden Sie in den verschiedenen Kapiteln themenbezogene Übungen.

Energie optimal verwerten

So wie Waschen, Duschen und Zähneputzen zur selbstverständlichen Hygiene gehören, sollten Sie sich auch eine energetische Hygiene zur Gewohnheit machen und diese ein- bis mehrmals täglich durchführen.

Sie werden auf einige dieser Übungen im Kapitel *Brain-Gym* (Seite 75 ff.) stoßen, denn sowohl für die Hirnfitneß als auch zur Verbesserung des Hirn-Energieflusses – beides hängt unmittelbar miteinander zusammen und voneinander ab – sind die richtigen Bewegungsabläufe wichtig.

Übungen für den Energiefluß

Um den Energiefluß zwischen linker und rechter Körperseite und linker und rechter Gehirnhälfte zu verbessern, dienen die im folgenden beschriebenen kinesiologischen Übungen, die Kim da Silva unter der Sammelbezeichnung „Energetische Hausapotheke" zusammengestellt hat.

Einschalten der Gehirnknöpfe

Legen Sie zwei Finger (oder auch die ganze Hand) auf den Nabel, mit der anderen Hand massieren Sie die beiden Endpunkte des Nierenmeridians. Diese Punkte liegen links und rechts zwischen dem Schlüsselbein und der ersten Rippe. Die Finger der massierenden Hand sind dabei etwa acht Zentimeter auseinander zu halten. Verweilen Sie in dieser Stellung etwa eine Minute lang, dann wechseln Sie die Hände, legen die Finger, die zuvor am Nabel waren, an die Endpunkte des Nierenmeridians und die andere Hand an den Nabel.

Durch das Massieren dieser Punkte werden gleich mehrere Körperfunktionen aktiviert, nämlich die beiden Hirnhemisphären, der Energiefluß im Körper, der sich auf diese Weise harmonisieren läßt, sowie die Sehfähigkeit. Damit wird die körperliche und geistige Leistungsfähigkeit erhöht.

Aktivierung des vertikalen Energieflusses

Der vertikale Energiefluß wird verbessert, wenn Sie den Zeigefinger der einen Hand auf die Oberlippe legen, den Mittelfinger derselben Hand auf die Unterlippe und die andere Hand (oder zwei Finger) auf dem Nabel ruhen lassen. Dabei werden Ober- und Unterlippe leicht massiert.

Auch bei dieser Übung empfiehlt sich ein Handwechsel.

Aktivierung des horizontalen Energieflusses

Um den horizontalen Energiefluß anzukurbeln, gehen Sie so vor: Wiederum ruht eine Hand auf dem Nabel, mit der anderen wird nach hinten gegriffen und der Kreuzbeinbereich massiert. Halten Sie diese Stellung rund eine Minute lang.

Aktivierung der Erdknöpfe

Mit der Aktivierung der Erdknöpfe wird der Zentralmeridian, der seine Energie vom Schambein aufwärts zur Unterlippe transportiert, aktiviert. Und so wird diese Übung durchgeführt: Legen Sie zwei Finger der einen Hand auf das Schambein, und zwei Finger der anderen Hand ruhen etwa eine Minute lang unterhalb der Unterlippe. Nach einigen tiefen Atemzügen die Hände wechseln.

Aktivieren der Positiven Punkte

Diese Übung wirkt gegen emotionalen Streß. Die Positiven Punkte liegen links und rechts zwischen Augenbrauen und Haaransatz und sind als kleine Höcker gut wahrnehmbar. Berühren Sie diese Punkte zwei bis zehn Minuten lang. Während dieser Zeit lassen Sie die belastende Situation vor Ihrem geistigen Auge ein paarmal wie einen Film ablaufen.

Sie können mit diesem Einschalten der Positiven Punkte aber auch einem vorhersehbaren Streß vorbeugen. Berühren Sie am Morgen nach dem Aufstehen diese beiden Punkte über Kreuz, wenn Sie ein belastungsreicher Tag erwartet. Sobald die Herausforderung da ist, intensiv an diese beiden Punkte denken.

Varianten

die Kim da Silva in seiner „Energetischen Hausapotheke“ vorschlägt:

Daumenballen mit drei Fingern halten oder die Daumenballen beider Hände für mindestens eine Minute aneinanderlegen.

Das dritte Auge

Diese Übung hilft bei streßbedingter depressiver Verstimmung.

Mindestens zwei Minuten (länger schadet keineswegs) eine Taschenlampe auf die sogenannte Stirnglatze („Glabella“) halten. Das ist jene Stelle über der Nasenwurzel, die sich deutlich hervorwölbt und zwischen den inneren Enden der Augenbrauen liegt. Diese Stelle, in der fernöstlichen Philosophie auch „drittes Auge“ genannt, hat Einfluß auf den Hormonhaushalt. Die Inder bezeichnen dieses Energiezentrum als Stirnchakra und setzen es in enge Verbindung mit der Hirnanhangdrüse („Hypophyse“). Diese wichtige Drüse ist nicht größer als eine Erbse und liegt auf der Höhe der Nasenwurzel. Sie produziert verschiedene Hormone und beeinflußt damit Prozesse wie Wachstum, Stoffwechsel und Fortpflanzung.

Übung gegen Kopfschmerzen, Nacken- und Halsmuskelverspannungen

Legen Sie eine Hand auf den Nabel, die andere auf eine der höckerförmig hervorragenden Wölbungen an der seitlichen Schädelbasis. Tun Sie das einmal rechts, einmal links.

Übung gegen Rückenschmerzen

Diese Übung gibt Energie, regt den Fluß der Rückenmarksflüssigkeit an.

Legen Sie die linke Hand an den Hinterkopf (Schädelbasis) und die rechte Hand auf das Steißbein, und bleiben Sie in dieser Stellung fünf bis zehn Minuten. Warten Sie, bis ein Pulsieren in den Fingerspitzen zu fühlen ist.

Schalten Sie die Erdknöpfe ein (siehe Seite 48).

Aktivieren der Raumknöpfe

Auch diese Übung hilft bei Rückenschmerzen. Halten Sie zwei Finger der einen Hand auf das Ende des Steißbeins, und legen Sie zwei Finger der anderen Hand auf die Oberlippe. Damit wird das Nervenkostüm entspannt.

Energieübung

Schalten Sie die Gehirnknöpfe ein (siehe Seite 47).

Legen Sie sich mit dem Rücken auf das Bett, und lassen Sie den Kopf an der Bettkante herunterhängen, ohne ihn hin und her zu bewegen. Die Augen sollen dabei sanft von der einen auf die andere Seite rollen. Diese Übung kann die Energie verdreifachen, beseitigt Nacken- und Schulterverspannungen und gewährt der Körperenergie freien Durchfluß von Kopf bis Fuß.

Cook-Übung

Eine einfache Methode, Energie-fit zu werden, ist diese Übung, auch Überenergieübung genannt. Mit dieser Übung werden alle Energieflüsse des Körpers gleichzeitig in Schwung gebracht. Sie wird in zwei Phasen durchgeführt.

Phase 1:
Machen Sie es sich auf einem Stuhl bequem, legen Sie das linke Bein über das rechte Knie, und umfassen Sie mit der linken Hand den rechten Knöchel. Die rechte Hand schließt sich um die Zehen. Entspannen Sie sich, atmen Sie tief ein. Dabei sollte die Zunge am Gaumen liegen und die Augen sollten geschlossen sein. Bleiben Sie ein bis zwei Minuten in dieser Phase.

Phase 2:
Entflechten Sie die Beine, die beiden Füße stehen jetzt nebeneinander auf dem Boden. Nun werden die beiden Hände aufeinander zu geführt, so daß sich die Fingerspitzen sanft berühren. Ein bis zwei Minuten sollten Sie so verweilen und dabei ruhig und tief ein- und ausatmen.

Die Cook-Übung kann genausogut im Stehen oder Liegen durchgeführt werden. Überkreuzen Sie in beiden Positionen die Beine. Danach werden die Arme ausgestreckt und die beiden Handflächen über Kreuz aneinander gelegt. Daraufhin verschränkt man die Hände und dreht sie, so daß sie an der Brust liegen.

Diamond-Twist

Der Diamond-Twist, benannt nach seinem Erfinder, dem Arzt John Diamond, ist ebenfalls eine probate Energieübung.

Die Startposition ist breitbeinig, mit den Füßen nach vorne zeigend, leicht gebeugten Knien und seitlich in Schulterhöhe angehobenen Armen. Der Kopf wird gerade gehalten, und mit den Augen ist ein beliebiger markanter Punkt im Übungsraum zu fixieren.

Drehen Sie dann die Arme und den Oberkörper abwechselnd nach rechts und nach links. Die Augen bleiben an den Fixpunkt geheftet. Das Becken sollte nicht mitbewegt werden. Atmen Sie während einer Drehung ein – Zunge am Gaumen –, während der anderen aus – Zunge nach unten. Zur Entspannung des Kiefergelenks und zur gleichzeitigen Verbesserung der Körperatmung schieben Sie während der Drehbewegung das Gelenk des Unterkiefers abwechselnd nach rechts oder links. Und zwar bei der Drehung nach links Unterkiefer nach rechts schieben, bei Rechtsdrehung in die andere Richtung.

Den Energiefluß stärken

Sie können aber auch austesten, wie die einzelnen Nahrungsmittel auf Ihr persönliches Energiefeld einwirken. Welche davon die Energie am besten stärken oder welche sie schwächen.

Nehmen Sie einen kleinen Bissen eines beliebigen Nahrungsmittels in den Mund. Dann testen Sie einen Muskel, von dem Sie bereits wissen, ob er „stark“ oder „schwach“ ist. Wie reagiert dieser Muskel auf das Nahrungsmittel? Geschwächt? Bleibt er gleich stark? Wirkt das Nahrungsmittel stärkend?

Müde Energieströme des Körpers können, wie Sie eben erfahren haben, durch einfache Bewegungsabläufe wieder flottgemacht werden. Dabei handelt es sich aber keineswegs um künstliche Verrenkungen, sondern um natürlich ablaufende Bewegungen. Denken Sie an das Einschalten der Positiven Punkte. Da wird Ihnen sicher das Bild eines Mitmenschen einfallen, der in einer angespannten Situation genau die gleiche Bewegung ausführt, ohne von der Kinesiologie auch nur einen blassen Dunst zu haben. Da viele von uns dieses natürliche Energiedoping aber längst nicht mehr kennen, vielfach auch bereits verlernt haben, setzt die Kinesiologie diese Aktivierungsmethode bewußt ein, um unser Potential wieder freizulegen und zu aktivieren.

Das richtige Gehen

Ein Beispiel für unnatürliche Bewegungsabläufe ist das Gehen. Das Gehen? Das kann doch jeder, man braucht nur einen Fuß vor den anderen setzen – das ist keine Hexerei, werden Sie jetzt vielleicht sagen. Und Sie haben recht. Einen Fuß vor den anderen setzen, das kann jeder. Doch kommt es dabei auf das Wie an. Und da liegt meist der entscheidende Fehler.

Wie geht man richtig?

Indem man den Fuß über die Ferse abrollt. Diese Art der Fortbewegung war jahrtausendelang allgemein üblich. Bis Straßen gebaut wurden, der Asphalt erfunden wurde. Womit der Fuß, der gebaut ist, um auf dem natürlichen Boden mit all seinen Unebenheiten zurechtzukommen, plötzlich mit einer neuen Situation konfrontiert war. Dazu kommt noch die Mode. Die Schuhe müssen, je nach Modediktat, möglichst schmal sein, der Fuß wie in einen Panzer gepfercht, ohne die

Möglichkeit, auf die Beschaffenheit des Weges reagieren zu können. Durch diese unnatürliche Haltung kommt es zu schweren Mangelerscheinungen. Störungen der Durchblutung, Fehlbelastungen von Knochen, Muskeln, Bändern sind nur einige der Folgen. Letztendlich sind alle diese Modewellen für den gesamten Organismus und das Seelenleben nicht gerade förderlich.

Durch die oft viele Stunden des Tages zusammengedrückten Zehen, durch die verkrampfte Haltung des Fußes werden nämlich gleich fünf Meridiane blockiert. An diesen Bahnen ist dann der Energiefluß eingeschränkt oder wird gar abgeschnitten. Die zu diesen Meridianen gehörenden Organe (Leber, Magen, Milz, Blase und Gallenblase) werden somit energetisch unterversorgt.

In gleicher Weise zu einer unnatürlichen Fußhaltung zwingen hohe Absätze. Sie erheben den Fuß und machen es ihm unmöglich, bei jedem Schritt, so wie es die Natur vorgesehen hat, mit der Ferse aufzutreten und den ganzen Fuß im Gehen abzurollen und stören damit das ganze Bewegungsgefüge. Kommt es zu einer gegen die Natur gerichteten Haltung der Gehwerkzeuge, dann werden Knochen falsch belastet, Muskeln überdehnt, Bänder an die Grenze ihrer Leistungsfähigkeit strapaziert. Gleichzeitig wird auf die inneren Organe ungewohnter Druck ausgeübt, das Kreislaufsystem muß mehr leisten, das Herz kräftiger pumpen. Es entstehen Spannungen, Imbalancen, der Energiefluß wird blockiert oder fehlgeleitet.

Nicht nur das körperliche Gleichgewicht wird dadurch gestört, wie man am oft schwankenden Gang von Damen mit hochhackigen Schuhen sehen kann, sondern auch das seelische Gleichgewicht, da Körper und Seele ja eine Einheit sind.

Wer auf schmerzenden Füßen gehen muß, dessen Gesicht ist meist verzerrt, seine Haltung verspannt, was sich auf den ganzen Charakter auswirkt. Man wird mürrisch, leicht erregbar, und die Freude verläßt auch bald den Körper. Das innere Lächeln ist dahin – erst zu Hause, wenn man endlich die Schuhe abstreifen kann, kehrt wieder Leben ein, Entspannung, hellt sich die Stimmung auf.

So gesehen verwundert es nicht, daß viele Menschen über allerhand Leiden klagen, deren Ursache selbst der gewissenhafteste Arzt nur schwer finden kann. Was ist schon anderes zu erwarten, wenn die Gehwerkzeuge tagaus, tagein völlig unnatürliche Bewegungen machen müssen, wenn der federnde Widerstand des Naturbodens und des Grases wegfällt auf dem harten und unstrukturierten Asphalt?

Die Folgen davon sind vielfältig. Halten Sie sich immer vor Augen, daß jeder Organismus aus einem vernetzten System besteht. Mit dem nicht naturgemäßen Gehen wird somit auch die Wirbelsäule über Gebühr in Mitleidenschaft gezogen. Kurz: Unter einem falschen Gang haben Körper und Seele zu leiden – ein wichtiger Teil der Lebensqualität ist dahin.

Das Gleiche gilt für alle Arten der Bewegung. Etwa, wenn man mit vorgeneigtem Kopf und angezogenen Schultern dahinsaust, als wolle man ein Hindernis umrennen.

Übungen für die Energiebalance

Die kinesiologischen Bewegungsübungen schaffen Abhilfe. Sie zielen darauf ab, das Energiegleichgewicht durch sinnvolle und biologisch richtige Bewegungsabfolgen wieder herzustellen. Damit Hand in Hand geht auch eine Steigerung des Wohlbefindens, lassen sich vielerlei Beschwerden vertreiben, das Leben wird lebenswerter, kreativer; Freude und Initiative kehren zurück, die in einem schmerzgeplagten Körper verschüttet waren.

Mudras

Eine wertvolle Hilfe in dieser Richtung sind auch die sogenannten Mudras (auch Modi genannt). Dabei handelt es sich um Fingerübungen, bestimmte Gesten und Haltungen der Handglieder.

Mudras werden auch in manchen Yoga-Arten gebraucht, sie werden dort als Hilfsmittel zur Atemgymnastik verwendet. In der indischen Medizin werden sie unter anderem dazu eingesetzt, auf energetischer, physischer und psychischer Basis eine Balance zu erreichen.

Das geschieht durch energetisch sinnvolles Arbeiten mit den Händen bzw. Fingern, zumal die indische Medizin in den Händen einen Indikator für die Lebenskraft sieht. Auf diesem Prinzip beruht auch die Akupressur, die ja ebenfalls gestörte Energiepotentiale durch Fingerdruck wieder durchgehend machen will.

Mudra zur Fingerbeweglichkeit

Dieses Mudra sei hier als erstes Beispiel angeführt. Es ist einfach, von jedermann an jedem Ort durchführbar und bedarf keiner großen Vorbereitung.

Halten Sie Mittel-, Ring- und kleinen Finger locker, ohne Druck, an den Daumennagel. Machen Sie diese Übung mit beiden Händen. Verharren Sie in dieser Stellung mindestens vier Minuten lang. Danach öffnen Sie die Finger wieder. Nach einiger Zeit der Übung werden Sie spüren, wie sich Verspannungen gelöst haben.

Sie sollten das täglich vier Minuten lang machen. Die Abstände dazwischen sollten mindestens 20 Minuten betragen.

Durch die Mudras erreichen Sie eine Energiebalance. Der Grund dafür liegt im wahrsten Sinne des Wortes auf der

Hand. Denn einige der Meridiane haben ihren Anfangs- oder Endpunkt an den Fingern. Der *Dünndarmmeridian* beginnt beispielsweise an der Außenseite des kleinen Fingers, etwa einen Zentimeter vom vorderen Nagelende entfernt. Genau an der gegenüberliegenden Stelle hat der *Herzmeridian* seinen Endpunkt. Am Ringfinger, ebenfalls an der Stelle, wo die rosa gefärbte Region an der Außenseite des Nagels in den weißen Halbmond übergeht („Nagelfalz"), nimmt der *Dreifache Erwärmer* seinen Ausgang. Am Mittelfinger ist der Endpunkt des *Kreislauf-* und am Beginn des Halbmondes an der Innenseite des Zeigefingers der Anfangspunkt des *Dickdarmmeridians*. Rechts außen am Daumennagelfalz endet der *Lungenmeridian*. Nahezu die Hälfte aller Energieströme beginnt oder endet somit an den Fingern. Daraus wird klar, daß durch unterschiedliche Mudras auch verschiedene Imbalancen reguliert werden können.

Mudra gegen Magenverstimmung

Drücken Sie Daumen und Zeigefinger der rechten Hand aneinander. Die linke Hand bildet dabei eine andere Stellung: Der Zeigefinger wird auf den Daumennagel gelegt. Das sollte dreimal täglich je drei Minuten lang ausgeführt werden. Achten Sie darauf, daß zwischen den einzelnen Wiederholungen mindestens zwölf Minuten verstreichen.

Mudra gegen Erschöpfung

Gegen Erschöpfung können Sie zur Regeneration ebenfalls handgreiflich werden. Sie legen dabei sowohl links als auch rechts die Zeigefinger auf das erste Daumengelenk und halten Daumen und Ringfinger aneinander. Empfohlen wird diese Übung sechsmal täglich drei Minuten lang.

Ganz wichtig ist dabei – und das bezieht sich auf jede kinesiologische Übung –, am Ball zu bleiben, die Übungen täglich zu machen. Nur einmal so probeweise diese Fingerstellung zu versuchen, das bringt gar nichts. Sie sollten daher, ehe Sie ein Mudra durchführen, ein wenig Ruhe schöpfen, sich lockern und dann erst die Finger spielen lassen.

Fingerpulsfühlen

Eine einfache und wirksame Methode zur Entspannung und um Kontakt mit Vorgängen im Körperinneren zu erhalten, ist das Fingerpulsfühlen.

Sie legen dazu die Fingerspitzen beider Hände aneinander. Schließen Sie die Augen, um nicht abgelenkt zu sein. Dann regulieren Sie den Druck der aneinandergelegten Fingerbeeren so, daß Sie ein Pulsieren fühlen.

In dieser Stellung verharren Sie und beginnen, ruhig und gleichmäßig zu atmen. Schon bald wird sich das Gefühl einstellen, daß der Puls immer gleichmäßiger schlägt. Zählen Sie die Schläge im Geiste mit. Das erhöht die Konzentration auf das Pulsieren und hält Ihre Gedanken bei der Stange.

Mit dieser kleinen Übung erreichen Sie, daß
- Spannungen sich auflösen,
- die Blutgefäße sich erweitern,
- die Hände wärmer werden,
- Sie den Energiestrom fühlbar wahrnehmen,
- Ihre innere Unruhe nachläßt und sich allmählich verflüchtigt,
- Streß abgebaut wird.

Sie dürfen jedoch nicht erwarten, daß ein über Jahrzehnte gestörter Energiestrom sofort wieder fließt. Gut Ding will Weile haben, sagt schon ein altbekanntes Sprichwort. Sie können jedoch die Initialzündung durch das Üben setzen und durch oftmaliges Wiederholen die tatsächliche Wirkung an sich selbst testen. Wenn Sie regelmäßig üben, werden Sie schon bald den Erfolg spüren.

Durch derartige einfache Fingerübungen können Sie auch Ihr Immunsystem stärken, sagt der Arzt Chao-Lai Meng und fügt hinzu: „Damit kann man jede Art von Behandlung wirkungsvoll unterstützen. Jeder dieser Griffe ist leicht und zart anzuwenden."

Übung gegen übermüdete Augen

Sind beispielsweise durch stundenlange Büroarbeit Ihre Augen ermüdet, und Sie sehen alles nur mehr verschwommen, kann eine einfache Übung Abhilfe schaffen:

Halten Sie die Daumen der beiden Hände seitlich am Kopf unmittelbar an die Augenbrauen, und streichen Sie mit angewinkelten Fingern mit dem seitlichen Teil des mittleren Fingerknochens um die Augenregion. Bevor Sie diese Übung machen, sollten Sie die Finger durch Gegeneinanderreiben ein wenig aufwärmen. Die Übung sollte zehnmal durchgeführt werden.

Übung bei Schlafstörungen

Haben Sie infolge psychischer Probleme Schlafstörungen, ist es hilfreich und schlaffördernd, den Punkt *H7* auf dem *Herzmeridian* zu aktivieren. Dieser Punkt liegt genau dort, wo die untere Kante der Handfläche mit der Elle zusammentrifft, und wird in der chinesischen Heilkunde das „Tor der Götter" genannt. Dabei sollten Sie diesen Punkt vor dem Schlafengehen sowohl an der linken als auch an der rechten Hand eine halbe Minute lang mit dem Nagel eines Fingers der anderen Hand leicht massieren.

Dr. Meng bemerkt dazu: „H7 ist auch ein beliebter Punkt zur Harmonisierung der Seele, auch gegen Prüfungsangst und alle Formen der Nervosität wird er gerne genützt."

Noch mehr Mudras

Was durch Anregung der Fingerreflexzonen erreicht werden kann, wurde bei den einzelnen Spezialthemen schon erörtert. Darüber hinaus gibt es aber noch eine Fülle von Mudras, die im Laufe der Jahrhunderte entwickelt wurden und mit denen wir uns nun ein wenig ausführlicher auseinandersetzen wollen.

Kim da Silva sagt dazu: „Ich konnte bei Studienaufenthalten in Indien selbst erfahren, wie kraftvoll die Mudras, trotz ihrer scheinbaren Einfachheit, sein können. Ihre nachhaltige Wirkung faszinierte mich derart, daß ich bald beschloß, die Mudras mehr und mehr anzuwenden, und falls nötig, weiterzuentwickeln."

Mudra gegen Zahnschmerzen

Dieser Fingermodus zum Beispiel balanciert verschiedene Organ-Energien aus und beruhigt vor allem die Nerven. Dazu brauchen Sie beide Hände. Halten Sie die linke Hand hoch, und legen Sie den rechten Daumen auf die Innenseite des linken Ring- und kleinen Fingers. Die übrigen Finger der rechten Hand werden auf den Rücken des linken kleinen und Ringfingers plaziert.

Diese Fingerstellung sollte dreimal täglich vier Minuten lang gemacht werden. Dabei ist ein zeitlicher Mindestabstand von fünf Minuten zu halten.

Mudra gegen Gelenkschmerzen

Hier werden beide Hände benötigt. Mit der rechten Hand vollführt man dabei folgende „Fingerübung“: Daumen und Ringfinger werden an den Fingerkuppen aneinandergelegt. Links legt man auf gleiche Weise Daumen und Mittelfinger aneinander. Dieser Modus sollte 15 Minuten lang durchgeführt und viermal täglich wiederholt werden. Wichtig ist dabei, zwischen den einzelnen Wiederholungen mindestens 35 Minuten Abstand zu lassen.

Mudra Armenergie

Benötigen Sie dringend eine Unterstützung Ihrer Armenergie, um Schmerzen in den Armgelenken zu mildern, wird der gleichnamige Modus unter Verwendung beider Hände eingesetzt.

Spreizen Sie die Finger der linken Hand, und legen Sie den rechten Daumen leicht an die Innenseite des linken Mittelfingers. Die übrigen Finger der rechten Hand ruhen bei diesem Mudra auf dem Rücken des Mittelfingers. Verbleiben Sie in dieser Stellung rund vier Minuten. Diese Übung sollte dreimal täglich ausgeführt werden, wobei auf einen Mindestabstand von sechs Minuten zu achten ist. Im Krankheitsfall, so da Silva, soll dieser Fingermodus fünfmal täglich, allerdings jeweils 18 Minuten lang gehalten werden. Der Mindestabstand zwischen den einzelnen Wiederholungen sollte dann acht Minuten betragen.

Mudra gegen Kniegelenkschmerzen

Nach einer langen Wanderung oder auch nach bewegungsintensivem Sport macht manchmal das Kniegelenk zu schaffen. Dann ist dieser Modus angezeigt. Abermals sind dazu beide Hände in Aktion, allerdings vollführen sie die gleichen Fingerstellungen.

Legen Sie den Ringfinger auf das Beugeglied des Daumens, den kleinen Finger auf den Daumennagel, den Mittelfinger auf den Daumenansatz und den Zeigefinger in die Daumengrube.

Empfohlen wird diese Übung vier Minuten lang, dreimal täglich. Der zeitliche Abstand sollte mindestens 40 Minuten betragen. Für den Krankheitsfall rät der Experte: 22 Minuten lang das Mudra halten, sechsmal täglich wiederholen und ein Intervall von mindestens 20 Minuten dazwischen einlegen.

Mudra gegen Wadenkrämpfe

Dieses Mudra hilft gegen krampfhafte Verspannungen im Wadenbereich nach ausgedehnten Wanderungen und bei schmerzhaften Verkrampfungen während der Nacht. Ausgeführt wird dieser Modus mit der rechten Hand.

Legen Sie den Ringfinger auf die Daumenansatzstelle, den kleinen Finger auf den Nagel des Daumens, den Mittelfinger auf die Daumenbeuge und den Zeigefinger in die Daumengrube – die Fingerstellung ist die gleiche wie bei Kniegelenkschmerzen, nur wird sie in diesem Fall einhändig dreimal täglich vier Minuten lang ausgeführt. Empfohlener Mindestabstand: 40 Minuten.

Mudra gegen Magenkrämpfe

Dieser Modus ist wiederum beidhändig durchzuführen. Es ist dabei gleichgültig, ob die Beschwerden eine emotionale Ursache haben oder durch die Ernährungsweise bedingt sind. Wenn Ihre Magenenergie schwach ist, kann dieser Fingermodus auch vorbeugend durchgeführt werden.

Die Fingerstellung der rechten Hand ist folgende: Legen Sie den kleinen, den Mittel- und den Ringfinger rund um den Daumennagel. Links wird der Zeigefinger auf das Daumengelenk gelegt. Dauer: drei Minuten. Dreimal täglich durchführen. Zwölf Minuten Mindestintervall einhalten!

Bedenken Sie aber in jedem Fall, daß chronische Magenschmerzen oder häufige Magenkrämpfe mit einem Arzt abgeklärt werden sollten, weil es sich dabei um die Symptome einer Krankheit handeln kann.

Mudra gegen Regelbeschwerden

Haben Sie Probleme mit der Regel?

Dieser Fingermodus bietet die Möglichkeit, ein gestörtes Hormongeschehen positiv zu beeinflussen. Er wird beidhändig ausgeführt. Dabei wird die Daumenspitze der rechten Hand innen auf den Falz des Ringfingers gelegt, links liegen Daumen und kleiner Finger aneinander. Diese Stellung ist zweimal täglich durchzuführen, drei Minuten lang zu halten und sollte erst nach mindestens 25 Minuten wiederholt werden. Wie Kim da Silva betont, sollte dieser Fingermodus im akuten Fall neun Minuten lang viermal täglich gemacht werden, wobei ein zeitlicher Zwischenraum von mindestens 25 Minuten angeraten wird.

Augen-Mudra

Nach langem, angestrengtem Lesen oder Arbeiten am Computer, wenn die Augen schmerzen und das Bild verschwimmt, versuchen Sie es einmal mit dem Augen-Mudra. Dazu brauchen Sie abermals beide Hände. Legen Sie rechts den Mittelfinger an den Daumen, und plazieren Sie links den Daumen auf den Mittelfingernagel. Halten Sie diese Stellung rund zwölf Minuten. Machen Sie das viermal täglich, und lassen Sie zwischen den einzelnen Wiederholungen mindestens 25 Minuten verstreichen.

Mudra zur Stärkung der Augen

„Dieser Modus unterstützt die Balance der Alterssichtigkeit und alle damit verbundenen Imbalancen“, charakterisiert Kim da Silva den Modus, der nur mit einer Hand durchgeführt wird. Sie nehmen dazu am besten die rechte Hand, legen den kleinen Finger auf die Daumenbeuge und den Ringfinger von unten an das erste Daumenglied und scitlich an den Nagelfalz des Mittelfingers. Die Zeigefingerspitze wird seitlich auf das erste Daumengelenk gelegt. Ausgeführt wird dieser Fingermodus dreimal täglich je zwei Minuten lang, mit einem Intervall von wenigstens 25 Minuten.

Ohren-Mudra

Die Ohrenenergie hat in der östlichen Energielehre einen hohen Stellenwert und führt bei Schwächung zu schlechtem Verständnis des gesprochenen Wortes. Abhilfe kann da der Ohren-Modus schaffen, der mit der linken Hand durchgeführt wird. Das geht so vor sich: Den Mittelfinger zum Daumenballen beugen, wobei der Daumen leicht auf den Mittelfinger drückt. Das soll viermal täglich fünf Minuten lang durchgeführt werden. Der einzuhaltende Abstand beträgt vier Minuten.

Mudra Denken

Kreative, schöpferische und analytische Denkprozesse erleichtert dieses Mudra. Es wird unter Verwendung beider Hände ausgeführt. Stellung der Finger der rechten Hand: Daumen auf den rechten Ringfingernagel legen. Links: Daumennagelfalz innen auf das dritte Mittelfingerglied legen. Zehn Minuten lang in dieser Position verharren, dreimal täglich wiederholen, 25 Minuten Mindestabstand einhalten.

Mudra Lernen

Für Schüler besonders zu empfehlen ist der *Fingermodus Lernen*. Da Lernen aber bekanntlich eine lebenslange Beschäftigung ist, ist dieses Mudra natürlich auch für Erwachsene angeraten. Wieder werden dazu beide Hände verwendet. Rechts wird bei diesem Mudra der Zeigefinger auf das erste Daumengelenk gelegt. Links legen Sie den Daumennagelfalz außen auf das Mittelfingerglied. Sie halten also diesen Finger schräg an den Daumen. Das sollte sechs Minuten lang gemacht und dreimal täglich durchgeführt werden. Der Mindestabstand beträgt in diesem Fall drei Minuten.

Mudra Schreiben

Das *Mudra Schreiben* fördert nicht nur die für diese Tätigkeit nötige Augen- und Handkoordination und die Feinmotorik der Finger, sondern auch die dazu erforderlichen Energieströme. Ausgeführt wird dieser Fingermodus mit beiden Händen. Rechts: Mittelfinger auf die Daumenwurzel legen, Zeigefinger quer über das erste Daumengelenk. Links wird der Daumennagelfalz außen auf das zweite Mittelfingergelenk gelegt. Machen Sie diese Übung sechsmal täglich drei Minuten lang, und halten Sie dabei mindestens sieben Minuten Intervall ein.

Schlaf-Mudra

Wenn Sie den folgenden Fingermodus tagsüber anwenden, fördert das Ihren Schlaf, ermöglicht ein problemloses Einschlafen und ein Aufwachen zur rechten Zeit.

Das Mudra wird beidhändig ausgeführt. Rechts werden Daumen und Zeigefinger zusammengelegt, links kommt der kleine Finger auf den Daumen zu liegen. In dieser Position verharren Sie am besten sieben Minuten lang. Dreimal am Tag ausgeführt, sollte zwischen den einzelnen Wiederholungen ein Mindestzeitraum von jeweils 25 Minuten liegen.

Mudra Erinnerungsvermögen

Gegen Vergeßlichkeit wirkt dieser Modus. Rechtsseitig werden um das erste Daumenglied Zeige-, Mittel- und Ringfinger gruppiert. Die andere Hand führt nachfolgende Fingerstellungen aus: Daumen, Zeige- und Ringfinger aneinanderlegen, der kleine Finger ruht auf der Daumenwurzel, der Mittelfinger wird abgestreckt gehalten. Diese Position sollte viermal täglich zehn Minuten durchgeführt werden. Mindestabstand: sieben Minuten.

Ohne Hirn läuft nichts

Wir könnten uns nicht an den Schönheiten der Natur erfreuen, miteinander reden, nachdenken, uns an schöner Musik oder Dichtung ergötzen, gäbe es nicht jenen rund eineinhalb Kilogramm schweren Eiweißklumpen, der da Hirn heißt.

Diese graue Masse macht beim Menschen ein Sechsundvierzigstel des gesamten Körpergewichts aus und besteht aus zehn bis vierzehn Milliarden Zellen. Jede dieser Zellen steht mit rund zehntausend anderen Hirnzellen über reich verzweigte Nervenendigungen in Verbindung. Dieses riesige Potential wird aber nur zu einem Bruchteil genutzt. Nämlich bloß allerhöchstens zu einem Fünftel. Jeder Mensch hat demnach noch enorme Kapazitäten brachliegen, von denen er viele aus dem Dornröschenschlaf erwecken könnte.

Das Gehirn speichert alles

Ganz so „leer" wie man anfangs glaubte, ist unser aus zwei Halbkugeln, sogenannten Hemisphären, bestehendes Gehirn von Geburt an nicht. Das fand der kanadische Neurochirurg Wilder Penfield heraus. Er hatte bei Operationen Teile des Gehirns elektrischen Reizen ausgesetzt.

Was dabei geschah, war eine echte wissenschaftliche Sensation: Bei offengelegtem Hirn erzählten die Patienten Dinge aus ihrem Leben, an die sie sich bisher überhaupt nicht erinnert hatten, die aber unauslöschlich gespeichert waren. Penfield glaubt daher, daß jedes Ereignis im Leben eines Menschen, jede Minute seines Erdendaseins, festgehalten ist und sozusagen in einer Ablage ruht. Woraus es unter speziellen Bedingungen – wie elektrische Reizung einer bestimmten Region, aber auch unter Hypnose – hervorgeholt werden kann. Die Schlußfolgerung daraus, die beinahe ebenso revolutionierend ist wie die Entdeckung dieses Phänomens: Es geht nichts verloren, was jemals gedacht oder gefühlt wurde.

Alles wird penibel registriert und abgelegt. Diese Ablage scheint sich aber in Teilen des Hirns zu befinden, die nichts mit der Tätigkeit der Wahrnehmung, Signalverabreitung und dem Gedächtnis zu tun haben. Für Unbewußtes, wird vermutet, gibt es einen eigenen Abstellraum, der nur unter ganz besonderen Bedingungen geöffnet wird, bei den meisten Menschen aber das ganze Leben lang verschlossen bleibt.

Diese Theorie haben in jüngster Zeit Physiker aufgegriffen und zu einer abenteuerlich klingenden Hypothese verarbeitet. Sie behaupten, daß nichts, aber auch gar nichts von dem, was Menschen jemals gedacht haben, verlorenging, sondern nach wie vor vorhanden ist. Das Problem ist nur, es wiederzufinden und zu reproduzieren. Was unter bestimmten psychischen Voraussetzungen durchaus möglich ist.

Intelligenz hängt übrigens in keiner Weise mit dem Gehirngewicht zusammen. Beispielsweise hatte der englische Dichter Lord Byron, der mit 36 Jahren starb, 1807 Gramm Hirnmasse. Das Hirn des in hohem Alter verblichenen französischen Schriftstellers Anatole France wog hingegen nur 1017 Gramm.

Abgesehen vom Wie seines Funktionierens, das bisher nur äußerst bruchstückhaft aufgeklärt werden konnte, gibt das menschliche Gehirn den Medizinern noch eine Reihe von Rätseln auf.

Oft zeigt das Gehirn (auch Zentralnervensystem genannt) eines Geistesgestörten keinerlei Veränderungen; jenes eines Menschen, der zeitlebens keine psychiatrischen Probleme hatte, kann hingegen Veränderungen und Verwachsungen aufweisen. Das wird unter anderem so gedeutet: Gewisse Hirnregionen können andere, die einen Schaden erlitten haben, ersetzen, dort Gespeichertes kann dann in der Ersatzregion abgelegt werden und steht somit jederzeit auf Abruf wieder zur Verfügung.

Die beiden Hirnhälften

Hirnforscher haben außerdem herausgefunden, daß es mit den beiden Hirnhälften – rechts und links – eine besondere Bewandtnis hat. Es zeigte sich nämlich, daß es bei einer Verletzung der linken Hirnhälfte zu Ausfällen an der rechten Körperseite kommt. Und umgekehrt.

Den Hirnhälften werden verschiedene Funktionen zugeschrieben.

Vereinfacht könnte man sagen: Die linke Hirnhälfte merkt sich den Namen einer Person, die rechte ihr Gesicht. Das hat seinen Grund in eben dieser Trennung und Spezialisierung der beiden „Halbhirne“, die durch einen Spalt gut sichtbar voneinander getrennt sind.

Wie wissenschaftliche Untersuchungen überdies zeigen, aktiviert die Atmung durch das linke oder rechte Nasenloch verschiedene Gehirnbereiche stärker. Dadurch werden unterschiedliche subjektive Erfahrungen hervorgerufen. Wenn man durch die linke Nasenöffnung atmet, ist die rechte Gehirnhälfte tätig, und umgekehrt. Viele Menschen neigen bei Sonnenuntergang eher zur Atmung durch das linke Nasenloch und wechseln unmittelbar vor dem Aufwachen (Sonnenaufgang) auf die andere Seite über.

Wofür sind nun im einzelnen die beiden „Halbhirne“ zuständig? Hier sei gleich vorweg gesagt: Es handelt sich keineswegs um zwei völlig isoliert agierende halbe Sachen, sondern beide Hemisphären sind durch Nervenbahnen im Inneren der Hirnmasse miteinander verbunden.

Die Funktionen der Hirnhälften

Die wichtigsten Funktionsbereiche sind:

Linke Hälfte: Analytik
Logik
Sprache
Lesen
Rechnen
Schreiben
Zählen
Aktivität

Rechte Hälfte: Intuition
Gestaltwahrnehmung
Raumwahrnehmung
Musik
Geruch
Gefühl
Passivität

Wesentlich ist dabei allerdings nicht, daß jeder Gehirnhälfte eine bestimmte Aufgabe zugedacht ist. Der bedeutende Unterschied zwischen den Hemisphären liegt darin, daß jeder eine besondere Art des Denkens zu eigen ist. Die linke Gehirnhälfte ist mehr für das rationale, logische Denken und verbale Aktivitäten verantwortlich. Linksdominante Menschen können auch unter starken nervlichen und seelischen Anspannungen arbeiten, das Gefühlsmäßige ist bei ihnen stark reduziert.

Die rechte Gehirnhälfte ist vor allem für künstlerische, intuitive Tätigkeiten sowie für die Raumorientierung zuständig. Daher reagieren rechtsdominante Menschen bei allzu großem Druck und starkem Streß mit Wirklichkeitsflucht. Um ihre „rechten" Aufgaben zu erfüllen, braucht diese Hälfte allerdings das Sprachvermögen der linken Seite. Vereinfacht gesagt: Die linke Hirnhälfte steuert die rechte Körperseite, und umgekehrt.

Die elektromagnetischen Vorgänge in den einzelnen Gehirnregionen und -hälften lassen sich übrigens leicht messen und mit bestimmten Verfahren auch durch unterschiedliche Farben im Bild zeigen. Dabei werden energetische Unterschiede genutzt, um, bildlich gesprochen, dem Hirn beim Denken zuschauen zu können.

Im Bild festgehalten wird bei diesen Verfahren nur die Aktivität der äußersten Schicht, der Gehirnrinde („Cortex"); was sich tief innen in der Gehirnmasse abspielt, kann nicht aufgezeichnet werden.

Doch fanden Wissenschaftler heraus, daß die Großhirnrinde gewisse Muster auf einem Aufzeichnungsgerät erzeugt, sobald ein Mensch seine Muttersprache hört. Der Klang einer Sprache, die er nicht kennt, führt hingegen zu keiner solchen Reaktion.

In der Medizin wird das sogenannte EEG (Elektro-Enzephalogramm) angewendet, um die elektrischen Ströme, die vom Gehirn abgegeben werden, aufzuzeichnen.

Auf diese Weise wurde auch festgestellt, daß gewisse Funktionen bestimmten Hirnregionen zugeordnet sind, daß zum Beispiel die Registrierstelle aller akustischen Wahrnehmungen an der linken Schläfenseite liegt. Was aber nicht heißt, daß da eine strenge Trennung herrscht. Bei einem eventuellen Ausfall können wie gesagt auch Funktionen der jeweiligen Gehirnhälfte vom „Partner" der Gegenseite übernommen werden.

Die Synchronisation von rechts und links

Der Psychologe Professor Fritz Stemmle sagt dazu: „Wer aus seinem Gehirn und sich etwas machen möchte, muß lernen, beide Hälften optimal zu nutzen.“

Er muß also links und rechts synchronisieren. Das geschieht übrigens von selbst beim Meditieren oder in einer besonders kreativen Phase, wo die beiden Hirnhälften als Einheit zusammenarbeiten. Dabei produzieren sie dann auch dieselben Gehirnwellen, was normalerweise nicht der Fall ist. Da können nämlich mit Spezialgeräten Wellen unterschiedlicher Frequenz und Amplitude von jeder Hemisphäre aufgezeichnet werden.

Wenn beide Gehirnhälften zur Zusammenarbeit motiviert werden, hat das überraschende Auswirkungen. So ist etwa bekannt, daß Stotterer, die beim Sprechen mühsam unter viel Holpern Wörter zustandebringen, beim Singen diese Blockade nicht mehr haben.

Warum? Weil der Gesang beide Hirnhälften gleichzeitig beansprucht und durch diesen Koordinationseffekt der Hemmschuh wegfällt.

Wie kann man die beiden Hirnhälften zusammenspannen? Beispielsweise durch Mudras und kinesiologische Übungen.

Mudra zur Gehirnintegration

Dieses Mudra wird mit beiden Händen ausgeführt: Legen Sie den Daumen auf den Ring- und Kleinfingernagel, und halten Sie diese Stellung vier Minuten lang. Das sollte sechsmal täglich wiederholt werden. Zwischen den einzelnen Mudras muß mindestens eine Viertelstunde Pause liegen.

Cross-Crawl-Übung

Heben Sie ein Bein an, und berühren Sie gleichzeitig mit dem gegenüberliegenden Arm das Knie. Den Erfahrungen zufolge, die Dr. Dennison mit dieser Übung gesammelt hat, sollte sie 15mal hintereinander durchgeführt werden. Und zwar wechselweise einmal den linken Arm zum rechten angehobenen Knie bewegen, dann den rechten Arm zum linken Knie. Wird der linke Arm in Richtung rechtes Knie bewegt, schielen die Augen nach oben links, bei der anderen Bewegung nach rechts oben.

Nach Abschluß dieser Übung atmen Sie tief durch, stellen sich mit geschlossenen Beinen auf und breiten beide Hände vor sich aus.

Sie stellen sich jetzt vor, daß Sie in jeder Hand eine Gehirnhälfte halten. Nun führen Sie die Hände zusammen, womit im Geist eine Gehirnintegration durchgeführt wird.

Variante:

Strecken Sie einen Arm nach vorne und das gegenüberliegende Bein nach hinten, oder berühren Sie beim Überkreuzen von Arm und angewinkeltem Bein die Fußsohle des Beines.

Radfahr-Übung

Diese Übung wird auf dem Rücken liegend durchgeführt. Verschränken Sie die Arme hinter dem Kopf, und berühren Sie mit dem rechten Ellenbogen das linke Knie des angehobenen Beines. Das gleiche mit dem Ellenbogen der anderen Hand und dem anderen Bein wiederholen.

Diese Übungen führen uns nun mitten in die Edu-Kinesthetik hinein. Im folgenden Kapitel werden Sie mit dieser Disziplin der Kinesiologie und dem erfolgreichen Gehirntraining (Brain-Gym) bekannt gemacht.

Brain-Gym – Jungbrunnen für die kleinen grauen Zellen

„Ich kann mir nichts merken, mein Hirn ist wie ein Sieb, alles rinnt durch. Namen vergesse ich sofort, nachdem sie mir genannt wurden, Telefonnummern sind für mich ein rotes Tuch. Ich muß mir alles aufschreiben." Diese Seufzer stößt gar mancher Zeitgenosse aus und zieht dabei resignierend die Schultern hoch. Doch Resignation ist bei Vergeßlichkeit keineswegs angesagt.

Auch in solchen Fällen kann die Kinesiologie Hilfestellung anbieten – nämlich mit dem vor rund drei Jahrzehnten vom amerikanischen Erziehungswissenschaftler Paul Dennison entwickelten Brain-Gym.

Brain-Gym ist ein zentraler Teil der sogenannten Edu-Kinesthetik, in die Erkenntnisse der modernen Medizin, Gehirnforschung und der traditionellen chinesischen Heilkunst einflossen. Dieses aus dem Englischen kommende Wort heißt – nicht ganz wörtlich übersetzt – „Lerngymnastik" und bezeichnet Bewegungsübungen, die, konsequent durchgeführt, sowohl für Lernende als auch für Lehrende zu empfehlen sind.

Das können Sie mit Brain-Gym erreichen:

- Abbau von Streß
- Verbesserung der Hör- und Sehfähigkeit
- Stärkung und damit ebenfalls Verbesserung des Erinnerungsvermögens
- Beseitigung von Lernblockaden
- Hilfe bei Verhaltensproblemen

Durch Brain-Gym findet jeder sein eigenes, individuelles Lerntempo. Dabei lernt man aber auch, die Herausforderungen des Berufs und des Lebens zu meistern, gelassener und konzentrierter an Konfliktlösungen heranzugehen und konsequenter mit seinen Wünschen und Träumen umzugehen.

Um das zu erreichen, müssen die rechte und die linke Gehirnhälfte durch gezielte Übungen koordiniert werden. Mit diesen Übungen wird aber auch erreicht, daß man sich selbst besser „organisiert", seine Aufmerksamkeit und Wachsamkeit verbessert, mit mehr Energie an die verschiedenen Tätigkeiten herangeht – und damit den Grundstein legt, zielstrebig den Erfolg anzupeilen.

Dabei geht es aber nicht nur um motorische Komponenten, sondern auch um die Bewegung der körpereigenen Energie. Kurz ausgedrückt: Brain-Gym ist ein Jungbrunnen für die kleinen grauen Zellen.

Um Mißverständnisse gleich vorweg aus dem Weg zu räumen: Weder Brain-Gym noch die Kinesiologie bieten eine Therapie für erworbene Krankheiten oder Schwächen. Brain-Gym und Kinesiologie können aber für jede Therapieform eine wertvolle Hilfe sein, um die Wirkung der vom Arzt verordneten Maßnahmen oder Medikamente zur vollen Entfaltung zu bringen.

Der grundlegende Ausgangspunkt des Brain-Gym ist: Das Gehirn ist von einer optimalen Sauerstoffversorgung abhängig, die durch Bewegung gewährleistet wird. Dr. Paul Dennison nennt daher die Bewegung „Tor zum Lernen".

Vor den Übungen

Bevor wir ausführlich auf diese kinesiologische Lernhilfe eingehen, noch einige grundsätzliche Bemerkungen: Ehe man mit den Bewegungsübungen beginnt, sollte man ein Glas Wasser trinken oder Obst essen.

Warum? Weil Wasser elektrische Energie gut leitet und alle Leistungen des Gehirns – und inneren Vorgänge im Körper – von einer guten elektrischen Leitung abhängig sind. Auch Obst enthält viel Wasser, wie überhaupt ohne Wasser kein Leben bestehen kann. Man nimmt also schon mit der Nahrung Wasser zu sich, das die Lebensvorgänge im Fluß hält.

Entscheidend für den Erfolg der Übungen – und eine Voraussetzung dafür – ist es aber auch, stillhalten zu können. Darum sollte man sich auch nicht, wenn man nach Hause kommt, noch gar nicht richtig entspannt ist und innerlich aufgedreht, sofort auf das Üben stürzen. Warten Sie, bis Muße in Sie eingekehrt ist, Sie sich beruhigt und Ihre Hektik abgestreift haben wie einen Mantel.

Aber das will gelernt sein in einer Zeit von Hektik, Streß, überdrehten Abläufen in fast jeder Lebenssituation. Die meisten Menschen haben bereits verlernt abzuschalten, den Lärm um sich auszublenden und in sich zu gehen, Ruhe und Harmonie in sich selbst herzustellen. Mit den Stille-Übungen kann jeder dem „Bienenhaus in sich selbst“ entkommen und den summenden Schwarm der vielfältigen Eindrücke zum Schweigen bringen.

Die Dauer der Ruhe sollte von einer halben Minute beginnend langsam bis zu einer Minute und mehr gesteigert werden. Dazu soll als erstes die Atemfrequenz verlangsamt, beruhigt werden. Je ruhiger der Atem ist, desto ruhiger werden auch die Gedanken. Mit dem ruhigen Atem kehrt die allgemeine Ruhe ein. Indem Sie die Zunge auf den Gaumen unmittelbar hinter die Schneidezähne legen, können Sie den gewünschten Effekt noch verstärken.

Übung für innere Ruhe

Eine gute Hilfe, die innere Ruhe zu erreichen, ist es, dem Atem nachzuspüren, wie er durch die Nase einströmt, Kühlung bringt und durch den Mund wieder ausströmt. Dabei stellt man sich am besten bildlich vor, wie der Körper auf diese Weise erfrischt wird und von Energie durchströmt, wie durch das Ausatmen alles Hinderliche, aller Ballast aus dem Körper entfernt wird.

Das ist sowohl im Sitzen als auch im Stehen möglich. Besser ist es aber, die Übung im Liegen auszuführen. Zu diesem Zweck legen Sie sich bequem hin und kreuzen die Hände über dem Bauch. Ein auf den Nabel gelegtes Buch veranschaulicht deutlich das Auf und Ab während des Ein- und Ausatmens.

Machen Sie diese Übung jedoch nicht verbissen. Es kommt nicht auf eine sportliche Leistung an. Ganz im Gegenteil! Lächeln Sie entspannt. Stellen Sie sich dabei vor, Sie treffen jetzt einen lieben Freund, den Sie schon lange nicht gesehen haben. Begrüßen Sie ihn herzlich. Und bedanken Sie sich im Geist ebenso herzlich bei Ihren Organen, die rund um die Uhr für Sie da sind und ständig Schwerarbeit leisten, damit es Ihnen gutgeht.

Wer sich bedankt und freundlich lächelt, kann nicht verkrampft sein. Freude macht locker, läßt die eingeatmete Luft wohlig durch den Körper ziehen.

Das Einschalten der Körperdimensionen

Nachdem Ruhe eingekehrt ist und die Stille Besitz von uns ergriffen hat, schalten wir die drei Körperdimensionen links-rechts, oben-unten, vorne-hinten ein.

Links-rechts-Dimension

Um die Links-rechts-Dimension zu aktivieren, berühren Sie mit dem Zeige- und Mittelfinger der linken Hand den Nabel und mit dem Zeige- und Mittelfinger der rechten Hand die beiden Mulden unterhalb des Schlüsselbeines rechts und links, und massieren Sie die beiden oberen Punkte leicht. Dabei soll sich ein angenehmes, erwärmendes Gefühl einstellen.

Oben-unten-Dimension

Berühren Sie mit dem Zeige- und Mittelfinger der linken Hand den Nabel, und legen Sie Daumen, Zeige- und Mittelfinger der rechten Hand oberhalb und unterhalb der Lippen, während Sie diese leicht massieren.

Vorne-hinten-Dimension

Das Einschalten der Vorne-hinten-Dimension geschieht auf folgende Weise: Berühren Sie abermals mit dem Zeige- und Mittelfinger der linken Hand den Nabel. Zeige- und Mittelfinger der rechten Hand legen Sie diesmal allerdings an das Steißbein – und zwar an jene Stelle, wo das Gesäß sich zu wölben beginnt.

Bei allen drei Übungen sollen die Hände gewechselt werden, also einmal die Linke, einmal die Rechte an den Nabel legen, die anderen Bewegungsabläufe bleiben gleich. Sie können die Übungen aber auch mit der ganzen Hand ausführen, es müssen nicht unbedingt die genannten Finger sein.

Jede dieser Übungen sollte mindestens eine halbe Minute lang ausgeführt werden.

Durch das Einschalten der drei Körperdimensionen wird der Informations- und Energiefluß im Körper verbessert. Damit wird das Fundament für bessere Konzentration geschaffen, das Lernen fällt leichter. Aber auch der Streß wird durch dieses Einschalten vermindert.

Die Übungen

Wenn vor Schularbeiten oder schweren, umfangreichen Prüfungen der Streß das Nervenkostüm fürchterlich zerzaust, bietet eine einfache kinesiologische Übung Hilfe:

Aktivieren der Positiven Punkte

Berühren Sie mit den Fingerbeeren von Zeige- und Mittelfinger jeder Hand jene Stellen an der Stirn, die, wie auf Seite 48 beschrieben, zwischen Augenbrauen und Haaransatz liegen und wo sich ein gut tastbarer Knochenwulst befindet. Halten Sie diese Stelle so, daß die zwischen den Fingern liegende Haut leicht gedehnt ist. Verharren Sie in dieser Stellung einige Minuten, bis Sie sich wieder wohl fühlen.

So innerlich gestärkt und energetisch fit, können Sie jedes anstehende Problem leichter lösen. Sie gewinnen größeren inneren Abstand, sind ruhiger und sehen allem gelassener entgegen. Was ein ausgezeichneter Start für Ihr Vorhaben ist, weil die emotionale Überlastung damit wegfällt.

Übung gegen Prüfungsangst

Eine zweite Möglichkeit, die Prüfungsangst und die Angst, vielleicht im entscheidenden Augenblick zu versagen, zu vertreiben, ist die: Legen Sie eine Hand auf die Stirn, die andere auf den Hinterkopf. Hilfreich sind dabei auch positive Gedanken. Etwa, daß Sie sich plastisch das gute Ergebnis der Arbeit vorstellen, die Anerkennung, die Ihnen der Lehrer oder der Vorgesetzte zollt, und die Freude, die Sie über die gelungene Prüfung, den beruflichen Erfolg empfinden.

Denkmütze

Gleich wichtig für Schule, Studium und Beruf ist diese Übung, die über 400 Akupunktur-Punkte aktiviert und die Konzentration erhöht. Die Übung ist sehr einfach auszuführen:

Ziehen Sie die Ränder der beiden Ohren mit dem Daumen und dem Zeigefinger sanft von innen nach außen, so als wollten Sie die eingerollten Ränder der Ohrmuschel aufrichten. Begonnen wird an den Ohrspitzen, geendet an den Ohrläppchen. Setzen Sie sich die Denkmütze fünf- bis 15mal hintereinander auf. Diese Übung fördert die Konzentration beim Arbeiten am Computer oder auch bei Diktaten.

Energiegähnen

Diese Übung hilft gegen Prüfungsangst und die Angst, sich nicht ausdrücken zu können. Reiben Sie Ihr Kiefergelenk, während Sie den Mund weit öffnen. Atmen Sie sanft hauchend mit weit geöffnetem Mund aus. Wie Dr. Dennison feststellt, aktiviert das Energiegähnen den Kreislauf und verbessert die energetische Versorgung des Gehirns.

Eule-Übung

Diese Übung verbessert Merkfähigkeit und Aufmerksamkeit: Legen Sie eine Hand auf den Schultermuskel, nehmen Sie diesen zwischen die Finger, drücken Sie ihn leicht zusammen, und drehen Sie dabei den Kopf ganz langsam zur Seite – so wie es auch Eulen machen. Sie spüren bei dieser Bewegung, wie sich der Muskel dehnt. Atmen Sie langsam aus. Den Kopf zur Mitte drehend, atmen Sie wieder ein, und dann senken Sie das Kinn im Ausatmen auf das Brustbein hinunter, indem Sie jetzt auf der anderen Körperseite den Schultermuskel „in die Hand nehmen" und dehnen. Diese Übung sollte einige Male durchgeführt werden.

Sie können die Eule auch beidhändig durchführen, indem Sie die Arme über Kreuz legen und gleichzeitig die Schultermuskeln auf beiden Seiten zwischen die Finger nehmen.

Augen-Achten

Gute Sicht bringt die Augen-Achten-Übung. Durch sie werden das linke und rechte Gesichtsfeld integriert, die Augenmuskeln entspannt, Verwechslungen von Buchstaben und Zahlen vermieden. Bei Lese- und Rechtschreibschwäche ist diese Übung ganz besonders angeraten.

Regelmäßig geübt, führt sie zu einer Verbesserung des Sehzustandes und kann bei Brillenträgern bewirken, daß ihr Sehvermögen zumindest gleich bleibt, sie also nicht nach einiger Zeit eine noch stärkere Sehhilfe brauchen, betonen erfahrene Kinesiologen ausdrücklich.

Um die Augen-Achten auszuführen, stellen Sie sich locker auf, strecken den linken Arm aus und richten Ihren Blick auf den Daumen, mit dem Sie eine liegende Achterschleife in die Luft malen, also das mathematischen Zeichen für unendlich.

Beginnen Sie die Daumenbewegung in der Mitte der Acht, und setzen Sie sie nach oben hin fort (rechts oder links). Die Bewegung sollte auch immer über die Körpermitte laufen und jeweils mit dem rechten und linken Arm zehn- bis 15mal durchgeführt werden und gleich oft auch mit beiden Armen und den aneinandergelegten Daumen.

Ohren-Achten (Elefant)

Besseres Hören, gestärktes Gleichgewichtsgefühl, Entspannen des Nackens, Lockerung des Schultergürtels, Verbesserung der Konzentration, das sind die wichtigsten Auswirkungen der Ohren-Achten-Übung (Elefant).

Durchgeführt wird der Elefant mit leicht gebeugten Knien. Strecken Sie den linken Arm aus, und legen Sie ihn an Ihr linkes Ohr. Mit dem ausgestreckten Arm zeichnen Sie dann Achterschleifen in die Luft, der Blick geht über die Finger hinweg. Die Mitte der Schleife sollte – wie bei den Augen-Achten – auf der Körper-Mittellinie liegen. Von dieser gedachten Linie aus werden wieder liegende Achten gemalt. Und zwar wieder nach oben beginnend. Die beiden Schleifen der Acht sollten gleich groß sein. Will heißen: Der Arm wird gleich weit nach oben wie nach unten und gleich weit nach rechts wie nach links geführt.

Nachdem Sie diese Übung mit dem linken (oder rechten) Arm begonnen haben, machen Sie die gleichen Bewegungen mit dem anderen ausgestreckten Arm, den Sie nun an das gegenüberliegende Ohr legen.

Die Übung sollte zehn- bis 15mal links und ebenso oft rechts gemacht werden. Den Elefanten (so genannt nach dem am Kopf anliegenden ausgestreckten Arm) können Sie, wenn Sie meinen, das sei für Sie angenehmer, auch im Sitzen durchführen.

Balancieren auf den Zehen

Diese Kinesiologie-Übung stabilisiert die Fußgelenke, die Beckenregion und die Wirbelsäule. Sie dient auch der Schmerzlinderung (etwa im Kreuz).

Stehen Sie (ohne Schuhe), die Füße hüftbreit auseinander, die Zehen nach vorne gerichtet. Atmen Sie ein, erheben Sie sich dabei auf die Zehenspitzen, und strecken Sie die Arme hoch. Die Knie bleiben locker, sie sollen diese Streckbewegung nicht mitmachen. Haben Sie sich so weit wie möglich durchgestreckt, atmen Sie aus. Dabei beugen Sie sich langsam nach vorne und bewegen die Arme nach unten, bis kurz über den Boden, ohne diesen zu berühren. Bei der Abwärtsbewegung ist darauf zu achten, daß Sie auf den Zehenspitzen stehen und der Kopf immer zwischen den Armen bleibt.

Einatmen – und in die Ausgangsstellung (auf die Zehen) zurückkehren. Machen Sie die Übung dreimal.

Nackenrollen

Oft hilft ein simples Nackenrollen, das geistig frisch macht, Hals und Nacken entspannt und damit den unterbrochenen Energiefluß in Schwung bringt.

Dabei rollen Sie den Nacken (vorne beginnend) dreimal nach vorne und dreimal nach hinten und bewegen ihn dreimal nach rechts und dreimal nach links zur Schulter. Den Nacken sanft kreisen lassen.

Allerdings sollte man niemals mit den Kreisbewegungen des Nackens nach hinten beginnen.

Diese Übung ist insofern von Bedeutung, als der Nacken eine zentrale Stelle der Energieleitung ist. Dr. Dennison sagt daher mit Recht: „Die Bedeutung des Nackens kann nicht stark genug betont werden. Wenn er offen, entspannt, locker ist, können Körper und Geist zusammenarbeiten, ist er aber geschlossen und verspannt, wird er zu einem Ventil, das die Energie blockiert und die Leistung beeinträchtigt."

So wirken positive und negative Verstärkungen

Sie sollten jedenfalls keine Übung in schlechter Laune beginnen. Denken Sie dabei an etwas Schönes, oder sagen Sie still einige erfreuliche Worte. Solche positiven Verstärkungen werden Affirmationen genannt und sollten in jedes Übungsprogramm eingebaut werden. Dabei sollten die Affirmationen immer so formuliert sein, daß sie das erreichte Ziel bereits vorwegnehmen. Und sie sollten so oft wie möglich wiederholt werden, damit sie, wie es so schön heißt, in Fleisch und Blut übergehen.

Kontrollieren Sie Ihren Wortschatz

Vermeiden Sie generell negative Redewendungen.

Verfolgen Sie einmal einen Tag lang aufmerksam die Ausdrucksweise Ihrer Mitmenschen. Hören Sie genau hin, was Ihr Partner, Ihre Kinder, Ihre Arbeitskollegen, Ihr Chef, Freunde oder Verwandte sagen.

Sie werden sicherlich an einigen dieser Zeitgenossen beobachten, daß deren erste Reaktion auf ein Gespräch mit Ihnen oder einen Vorschlag von Ihnen das Wort „Nein" ist. Und erst darauf folgt alles weitere. Sie werden bemerken, daß viele Menschen, auch wenn diese genau der gleichen Meinung sind wie Sie und das auch ausdrücken wollen, dennoch mit dem Wort „Nein" beginnen. Selten hingegen werden Sie auf Menschen treffen, die ihre Replik mit einer positiven Aussage beginnen.

Sie werden aber sicher auch schon sehr oft beobachtet haben, daß Ihr Gesprächspartner zuallererst nach Argumenten sucht, warum etwas nicht so gehen kann, wie Sie es vorschlagen. Mitunter werden viele Stunden, ja Tage und Wochen dazu verwendet, das Negative „ins rechte Licht" zu rücken, anstatt von vornherein einen gemeinsamen Nenner zu suchen. Nach dem sprichwörtlichen „Haar in der Suppe" wird viel öfter gesucht als nach dem Schönen, dem Versöhnlichen, der Freude. Dabei spielt freilich die Selbstdarstellung eine ganz große Rolle. „Eigene Ideen", auch wenn sie noch so absurd sind, werden auf jeden Fall den Ideen anderer Menschen vorgezogen, um zu zeigen, daß man nicht gewillt ist, sich „von dem etwas sagen" zu lassen. Je höher die Position, desto stärker tritt dieses Verhalten zutage.

Negative Redewendungen erhalten – genauso wie positive – durch ständiges Wiederholen suggestiven Charakter und wirken gleichzeitig auf das Körpergeschehen – sprich: den Energiefluß – ein.

Hier sei nur kurz an die biblische Geschichte von Hiob erinnert. Dieser Mann hat ständig lamentiert, immer das Schlimmste erwartet – und so kam es tatsächlich. Er hat sein ganzes Denken auf Unglück, auf Negatives programmiert – und daher kam es auch immer knüppeldick über ihn. Die

Schuld daran trugen freilich nicht „die Umstände“, sondern er selbst.

Daher: Streichen Sie negative Redewendungen aus Ihrem täglichen Vokabular. Das ist gar nicht so schwer, wie es vielleicht scheint – Sie müssen nur konsequent dabei bleiben. Erfahrene Lehrer wissen das natürlich auch und motivieren ihre Schüler durch positive Wendungen. Etwa, indem sie zu ihrem Schüler sagen: „Du hast einen sehr hübschen Aufsatz geschrieben, sehr lebendig erzählt, nur mit der Rechtschreibung klappt es noch nicht so gut. Das wird aber sicher besser, wenn du dich da auch noch bemühst.“

Derart positiv vorbereitet, ist auch eine schlechte Note aufgrund mangelhafter Orthographie viel leichter zu ertragen. Es bricht nicht gleich eine Welt zusammen, der Schüler steht nicht fassungslos und in Tränen aufgelöst vor seinem Heft.

Die folgenden Redewendungen sollten Sie prinzipiell nie verwenden:

- „Alles steigt mir zu Kopf.“ (Die Folge kann sein: Kopfschmerzen, Migräne, Konzentrationsstörungen, Schlafstörungen, Depression).
- „Ich dachte, mich trifft der Schlag.“ (Herzrhythmusstörungen, Schmerzen im Brustbereich, Angstgefühle können sich aus dieser negativen Geisteshaltung ergeben).
- „Mir läuft vor Wut die Galle über.“ (Das kann erhöhte Leberwerte bewirken, eine Störung der Gallenblase).
- „Ich habe zu nichts mehr Lust.“ (Diese Wörter, ständig wiederholt, verankern sich im Hirn und können sogar impotent machen, Antriebslosigkeit bewirken, dazu führen, daß nichts mehr gelingt).

Diese Beispiele ließen sich beliebig ergänzen. Nehmen Sie doch einmal einen Zettel zur Hand, falten Sie ihn in der Mitte, und notieren Sie auf der linken Seite, welche derartigen

Redewendungen Sie immer wieder gebrauchen. Sicherlich wird eine lange Liste daraus.

Nun kommt die rechte Seite an die Reihe: Dort wird angeführt, durch welche positiven Formulierungen die Negativ-Sprüche ersetzt werden können. Und ab nun – Sie können diesen Zettel ruhig immer mit der rechten Seite nach oben bei sich tragen und, wenn Sie einmal schlecht gelaunt sind oder Probleme mit Ihren Mitmenschen haben, einen kurzen Blick darauf werfen – wechseln Sie Ihr Vokabular konsequent aus.

Zum Beispiel:

Ersetzen Sie:	durch:
„Das kann ich nicht."	„Das schaffe ich locker."
„Das geht mir gegen den Strich."	„Eine interessante Herausforderung."
„Ich habe Angst vor diesem Gespräch."	„Ich habe gute Argumente und strahle Zuversicht aus."
„Ich bin darüber sehr verärgert."	„Die Sache nahm eine überraschende Wendung."

Sind Sie ein musischer Mensch, können Sie sich auf dem Weg zum Glücklichsein (= Positivsein) auch einige der folgenden Dichtersprüche einprägen:

„Nur wer sein Glück teilt, kann selbst wahres Glück erleben." (Christian Morgenstern).
„Wer dem Glück hinterherjagt, verfehlt es." (Li Gi).
„Glücklich allein ist die Seele, die liebt." (Goethe).
„Das Glück kommt zu jenen, die lachen." (Toyohiko Kagawa).

Kinder sollten möglichst früh damit beginnen, ihre Ausdrucksweise umzustellen, verbal Negatives aus ihrem Wortschatz zu verbannen, um die Erfahrung zu machen, wie im wahrsten Sinne des Wortes „entwaffnend“ positives Vokabular sein kann.

Wenn Sie einem aufgebrachten, laut schreienden Zeitgenossen freundlich und herzlich antworten, nehmen Sie ihm nämlich alle Munition, die er noch auf Lager hat. Seine Pfeile treffen ins Leere. Und darüber hinaus können Sie mit einem derartigen Verhalten eine angespannte Situation ziemlich rasch entspannen, was für alle Beteiligten positiv ist.

Weitere kinesiologische Übungen

Die Kinesiologie beschränkt sich freilich nicht nur auf die auf den vorhergehenden Seiten vorgestellten Übungen. Im Laufe der Jahrzehnte haben Kinesiologen aufgrund ihrer praktischen Erfahrungen an Tausenden von Klienten ein überaus reiches Repertoire an Übungsmöglichkeiten entwickelt, von denen einige hier vorgestellt werden sollen. Diese Übungen können sowohl von Erwachsenen als auch von Kindern durchgeführt werden.

Tiger-Übung

Wenn Sie ganz allgemein einmal das Bedürfnis haben, Dampf abzulassen, können Sie das mit einer Übung tun, die sich in Asien und auch in Europa bisher bestens bewährt hat. Wer also innere Spannungen, Ärger loswerden will, sollte die *Tiger-Übung* nicht auslassen.

Sie beginnt mit der Vorstellung, ein Tiger im Dschungel zu sein. Stellen Sie sich vor, Sie haben Krallen an den Fingern und statt der Hände stattliche Pranken. Vor Ihnen steht ein Baum, an dessen Rinde Sie kraftvoll die Krallen schärfen. Jetzt setzen Sie an Stelle des Baumes die Situation (Person), durch die Ihre Wut ausgelöst wurde.

Atmen Sie aus, gehen Sie in die Hocke, strecken Sie die Arme nach vorne. Im Aufrichten atmen Sie laut hörbar durch die Nase ein und setzen ihre „Krallen“ ein. Mit dem Ausatmen gehen Sie wieder in die Hocke. Diese Übung soll insgesamt achtmal wiederholt werden. Beim neunten Durchgang werden die nach vorne gespreizten Finger nur mehr bis zur Bauchhöhe gehoben. Zum Abschluß dieser Übung kreuzen Sie die Arme und öffnen sie darauf mit einem lauten Schrei so weit wie möglich.

Beckenschaukel

Die *Beckenschaukel* ist dann angezeigt, wenn Sie sich müde und abgespannt fühlen. Sie setzen sich mit angezogenen Beinen auf den Teppich – oder noch besser auf eine weiche Unterlage – und umfassen die Knie mit den Händen. Daraufhin vollführen Sie rund eine halbe Minute lang mit dem Becken kreisförmige Bewegungen. Während dieser Bewegung atmen Sie gleichmäßig aus und ein.

Durch die Kreisbewegung des Beckens wird das Kreuzbein aktiviert und die Zirkulation der Rückenmarksflüssigkeit gefördert, die Atmung vertieft und die Aufmerksamkeit verbessert. Damit wird gleichzeitg einer geistigen Erschöpfung wirkungsvoll gegengesteuert.

Wadenpumpe

Die Übung *Wadenpumpe* fördert die Durchblutung und ist damit ein Motor für erschlaffte Aktivitäten. Wenn es einmal in irgendeiner Sache nicht mehr weitergeht, dann setzen Sie am besten diese Übung ein.

Dabei wird so vorgegangen: Gehen Sie in Schrittstellung, indem Sie das Gewicht auf den vorderen Fuß verlagern. Das hintere Bein sollte auf den Fußballen gelagert sein. Im Zuge des Ausatmens drücken Sie die Ferse fest auf den Boden, ohne das Bein aus der Streckung herauszubewegen. Beim Einatmen heben Sie die Ferse des hinteren Fußes und drücken sie beim Ausatmen wieder fest auf den Boden.

Wiederholen Sie die Übung einige Male, dann wechseln Sie das Bein.

Visuelle Integration

Um die Energiebilanz wieder auszugleichen, bedarf es oft nur geringer Retuschen, dann ist ein bestehender Fehler korrigiert und das Gleichgewicht wieder hergestellt. Wie Dr. Denisson aus seiner reichen Erfahrung berichtet, hat eine Leistungsstörung (zum Beispiel in der Schule) nicht selten ihre Ursache in der „Augendominanz“. So dominieren etwa bei zehn Prozent der Bevölkerung linke Hand und rechtes Auge. Bei den meistens Menschen, so Dennison, dominieren aber die rechte Hand und das linke Auge, ohne daß diese Menschen es wissen. Welches Ihrer Augen dominant ist, können Sie mit einem einfachen Test feststellen.

Der geht so vor sich: Schneiden Sie in ein Blatt Papier ein Loch von etwa zwei Zentimetern Durchmesser (mehr oder weniger schadet auch nicht), und halten Sie dieses mit ausgestrecken Armen so vor Ihren Körper, daß Sie auf ein festes Objekt (etwa auf eine auf dem Boden oder einem Tisch liegende Münze oder ein auf eine Tafel gemaltes X) blicken können.

Während Sie durch das Loch schauen, sollten beide Augen geöffnet sein – blinzeln Sie nicht mit einem halb geschlossenen Auge. Bewegen Sie nun das Papierstück in Richtung Gesicht, und behalten Sie dabei das dahinter liegende Objekt immer im Blickfeld. Das bei Ihnen dominierende Auge ist jenes, mit dem Sie Objekt und Loch im Papier auf eine Linie bringen.

Abhilfe schaffen bei mangelnder visueller Integration kann dann in vielen Fällen die besprochene *Cross-Crawl-Übung* (Seite 73), aber auch die richtige Massage. Zu diesem Zweck reiben Sie kräftig die Akupressur-Punkte, die als *Niere 27* bezeichnet werden, während die andere Hand auf dem Nabel liegt. Man kann dabei entweder beide Punkte – links und rechts – gleichzeitig massieren oder nacheinander. Die Punkte befinden sich rechts und links vom Brustbein auf dem Schlüsselbein-Brustbein-Gelenk.

Sie können die visuelle Desintegration aber genausogut mit Yoga loswerden (von Yoga wird im folgenden noch ausführlicher die Rede sein). Dazu lassen Sie aufrecht stehend den Kopf locker nach hinten hängen, während Sie rhythmisch und tief atmen und die Augen in beide Richtungen kreisen lassen.

Welche der geschilderten Methoden für Sie die beste ist, müssen Sie selbst herausfinden. Während der eine auf die *Cross-Crawl-Übung* am besten anspricht, kann ein anderer damit die gewünschte Integration vielleicht nicht erreichen, während ihm das mit dem Massieren der *Niere 27* Punkte bestens gelingt. Probieren Sie es also einfach aus!

Auf das Wann kommt es an

Sind wir einmal richtig groggy, am Boden zerstört, haben wir keinerlei Lust zu irgendwelchen Aktivitäten, dann sind meist unsere biologischen Rhythmen durcheinandergeraten.

Denn es kommt auf die Zeit an, wann wir etwas tun. Wann wir uns bewegen, wann wir zu Messer und Gabel greifen. Wobei gerade bei der Ernährung der richtige Zeitpunkt entscheidend ist für vielerlei Vorgänge im Körper, für die richtige Verdauung der Nahrung und damit für den besten Energiegewinn.

Die innere Uhr

Jeder Organismus – also nicht nur der Mensch – verfügt über eine innere Uhr, die den Zeittakt angibt. Aber dieser Taktgeber zeigt nicht nur des Abends, wenn es dunkel wird, an, daß wir zu Bett gehen sollen, und am Morgen, daß es Zeit ist, sich aus den Federn zu erheben.

Die biologischen Rhythmen

Wie Forscher herausgefunden haben, gibt es mehr als eine Handvoll dieser Zeitgeber. Die wohl bekanntesten sind die jahreszeitlichen sowie die Tag- und Nachtrhythmen. Auf unsere Stimmung und Aktivitäten haben aber auch vielfach die Sonne (Sonnenfleckenaktivität) und der Mond einen durchaus nicht zu unterschätzenden Einfluß.

So fand etwa ein russischer Geschichtsprofessor heraus, daß plötzlich auftauchende Seuchen wie Pest, Cholera, Typhus usw. gehäuft dann auftraten, wenn die Sonne besonders aktiv war. Das Ergebnis seiner jahrelangen gewissenhaften Recherchen war verblüffend. Er stellte fest: Die großen Pestepidemien der Geschichte – Cholera, Diphtherie in Europa, der Typhus in Rußland, die große Pockenepidemie in Chicago – schienen dem Elfjahreszyklus der Sonnenflecken zu folgen.

Wie französische Mediziner außerdem feststellten, treten Herzanfälle und -infarkte ebenfalls gehäuft dann auf, wenn eine hohe Fleckenaktivität auf der Sonne herrscht.

Der Mond und seine Phasen – dieses Thema wird uns im Zusammenhang mit Nahrungsmitteln noch beschäftigen – scheinen sich ebenfalls tiefgreifend auf das Körpergeschehen auszuwirken. Wie der amerikanische Chirurg Edward Andrews berichtet, fielen seinen Untersuchungen zufolge genau 82 Prozent aller starken Blutungen, die bei einer Operation auftreten, in die Zeit vom ersten Mondviertel bis zum ersten Tag nach dem letzten Viertel.

Mit diesem Spezialgebiet, den biologischen Rhythmen, beschäftigt sich die Chronobiologie. Forscher dieses Wissenschaftszweiges konnten herausfinden, daß es neben dem Tages- auch Monats- und Jahresrhythmen gibt sowie kleinere Einheiten, die sich oft nur über Stunden erstrecken, aber deshalb nicht weniger wichtig sind.

Dieser inneren Taktfrequenz bedient sich auch die Kinesiologie.

Damit hat es folgende Bewandtnis: Jeder der zwölf Köpermeridiane erreicht zwei Stunden lang das Maximum seines Energieflusses.

Ist die Organuhr gut in Takt, kommt man problemlos über den Tag. Es geschieht meist völlig unbewußt, daß wir nach dieser Uhr leben (oder gar nicht so selten auch gegen sie) – und daher auch putzmunter und beschwerdenfrei sind, gut schlafen und erholt das Bett am Morgen verlassen.

Wenn die innere Uhr falsch geht

Kommt diese Uhr aber aus dem Takt – sei es durch Sorgen, Streß, Emotionen, falsche Ernährung, mangelnde Bewegung oder Mißbrauch von Alkohol und Nikotin – hat das gravierende Folgen.

Nehmen wir ein einfaches Beispiel: Aus irgendeinem Grund geht die Meridian-(Organ-)Uhr um sechs Stunden nach. Dadurch ist für den Körper um sechs Uhr am Morgen erst Mitternacht. Umgekehrt ist es, wenn diese Menschen um Mitternacht zu Bett gehen, für den Körper erst 18 Uhr. Die Folge: Der Schlaf will nicht kommen, man wälzt sich im Bett, findet keine Ruhe.

Damit muß man sich aber nicht einfach abfinden. Die Organuhr läßt sich wieder richtig stellen; nämlich durch Massage von bestimmten Akupunktur-Punkten und ein kleines Übungsprogramm. Auch durch richtige – zeitgerechte – Nahrungsaufnahme, will heißen: durch die richtige Nahrung zur richtigen Zeit, können wir den Energiestrom wieder in Schwung bringen. Doch davon später ausführlicher. Jetzt wollen wir uns näher mit der Organuhr beschäftigen.

Chronobiologische Untersuchungen

Daß es diesen inneren Zeitgeber wirklich gibt, haben unter anderem Wissenschaftler der Universität von Minnesota bewiesen. Sie gaben freiwilligen Versuchspersonen eine Woche lang nur eine Mahlzeit am Tag. Einmal das Frühstück, einmal das Abendessen. Jeweils 2.000 Kilokalorien. Das Ergebnis war verblüffend: Diejenigen, die nur ein Frühstück und sonst nichts zu sich nahmen, verloren in dieser Woche im Durchschnitt 1,2 Kilogramm Gewicht. Bei der abendlichen Mahlzeit hingegen nahm die Mehrzahl der Teilnehmer an diesem Experiment zu. Es kommt also nicht nur darauf an, was oder wieviel wir essen – entscheidend ist das Wann. Die Organuhr geht im Zwei-Stunden-Takt und hat Einfluß auf die Funktion der Organe. So hat die Leber ihr Energiemaximum zwischen ein und drei Uhr nachts. Von drei bis fünf Uhr folgt der Lungenmeridian. Darauf der Dickdarmmeridian. Bis neun Uhr erhält der Magenmeridian sein Energiemaximum. Von neun bis elf sind Milz und Pankreas am besten energieversorgt. Zwischen elf und ein Uhr mittags ist der Herzmeridian an der Reihe. Von da an bis drei Uhr nachmittags wechselt das Energiemaximum zum Dünndarm. Zwischen 15 und 17 Uhr ist der Blasenmeridian an der Reihe, die folgenden zwei Stunden der Nierenmeridian. Von 19 bis 21 Uhr sprüht der Kreislauf – Sexus-Meridian vor Energie. In den folgenden zwei Stunden ist das endokrine System an der Reihe, und zwischen 23 und ein Uhr wird die Gallenblase energetisch am besten versorgt.

Das hat durchaus medizinische Konsequenzen. Wie Chronobiologen feststellten, sind der Atemantrieb und die Lungenfunktion tatsächlich in der Nacht am geringsten, was zum Beispiel bei Asthmatikern zu Problemen führt. Überdies fand man heraus, daß das häufigste Auftreten von Schlaganfällen, Herztod und Herzinfarkt zwischen acht und elf Uhr liegt, also dann, wenn der Herzmeridian nicht aktiv ist.

Chronobiologische Untersuchungen zeigten aber auch: Das Risiko, einen Herztod zu erleiden, ist zwischen sieben und neun Uhr morgens mit 70 Prozent ungewöhnlich hoch. Die Schweizer Wissenschaftler, die sich intensiv mit der Tagesrhythmik von Herzerkrankungen beschäftigt haben, ziehen aus ihren Untersuchungen den Schluß: „In den Morgenstunden ist die Rate der an plötzlichem Herztod Verstorbenen am höchsten.“ Also genau dann, wenn der Organuhr zufolge das Herz noch nicht mit der optimalen Energie versorgt ist. Das zeigten auch Untersuchungen in Kliniken, wo rund um die Uhr Blutdruck und Herzfrequenz gemessen wurden.

Eine Erkenntnis aus solchen wissenschaftlichen Studien und aus den Weisheiten der chinesischen Medizin: Um ein Uhr nachts arbeitet die Leber verstärkt – sie baut zu dieser Zeit beispielsweise Alkohol am besten ab. Der Genuß alkoholischer Getränke am Vormittag führt hingegen zu einem rasanten Anstieg des Blut-Alkoholspiegels um mehr als 100 Prozent.

Ein jegliches zu seiner Zeit

Doch unser Körper wird nicht nur durch diese inneren Taktmesser beeinflußt und geprägt, sondern auch durch weiterreichende Phänomene. Die „Lebensuhr“, belegen immer zahlreicher werdende Forschungsarbeiten, spielt eine bedeutendere Rolle, als ihr bisher zugeschrieben wurde.

Diese rhythmischen Zyklen spielen selbstverständlich auch für die „zeitgerechte“ Ernährung und überdies für die Medikamenteneinnahme eine mitunter entscheidende und lebensrettende Rolle.

Richtig essen zur richtigen Zeit – das ist der entscheidende Faktor. Dabei darf aber nicht vergessen werden: Die Energiefreisetzung aus der Nahrung dauert einige Zeit. Man darf also nicht erwarten, daß bereits mit dem ersten Bissen neuer Schwung kommt.

Wenn wir uns nochmals der Organuhr zuwenden, wird daraus ersichtlich: Der Körper ist am Vormittag auf Ausscheidung eingestellt und nicht auf Nahrungsaufnahme. Das heißt aber auch: Es ist keineswegs sinnvoll, immer alles zu jeder Zeit zu sich zu nehmen. Anders betrachtet kann man aber auch sagen: Der vom Organismus vorgegebene Takt sorgt für Harmonie, Wohlbefinden und Gesundheit. Wer sich nicht daran hält, bekommt bald die Rechnung für sein Verhalten präsentiert. Denn unser Körper ist ein selbständiges, fein ausbalanciertes System biochemischer Vorgänge. Jede Störung in diesem Gleichgewicht zieht nicht selten einen ganzen Rattenschwanz an Folgen nach sich.

Die richtige Ernährung

Das Ernährungsverhalten des modernen Menschen wird leider vor allem durch Tradition und Gewohnheiten bestimmt, nur allzuselten jedoch durch die Bedürfnisse des Körpers. Die Folgen falscher Ernährung zeigen sich aber nicht sofort. Es kann durchaus Jahrzehnte dauern, bis sich Auswirkungen bemerkbar machen und zu Krankheiten führen. Als Beispiele seien hier der Herzinfarkt oder die Zuckerkrankheit genannt, zu denen durch ungesunde Ernährung die Grundsteine schon in der Kindheit gelegt werden können.

Die Gewohnheiten

Wie aus einer großangelegten Untersuchung des Wiener Instituts für Kulturstudien hervorgeht, besteht beispielsweise bei einem Großteil der Bevölkerung das Frühstück aus Brot mit süßen Aufstrichen. Müsli, Obst oder Joghurt spielen allgemein nur eine untergeordnete Rolle. Als wichtigste Frühstücksgetränke wurden in dieser Untersuchung Kaffee und Tee genannt.

Das Mittagessen nehmen nur 40 Prozent der Altersgruppe bis 29 Jahre als Hauptmahlzeit regelmäßig ein. Die wichtigste Komponente ist dabei Fleisch. Die beliebtesten Beilagen sind Gemüse und Kartoffeln. Getreideprodukte spielen dabei eine durchaus zu vernachlässigende Rolle. Dazu wird – und das ist ziemlich überraschend – meistens Mineralwasser getrunken; was übrigens auch auf die Abendmahlzeit zutrifft.

Brot, Wurst und Schinken sind die Favoriten für die Abendmahlzeit, haben die Ernährungsexperten des Instituts für Kulturstudien erhoben. Obst und Milchprodukte stehen erst an dritter bzw. vierter Stelle der Beliebtheitsskala.

Die Empfehlungen

Entscheidend für die Nährstoffaufnahme ist abgesehen vom Was (Fleisch, Fisch, Gemüse, Obst) noch das Wie, nämlich Lagerung und Zubereitung. Durch unsachgemäße Manipulation – zum Beispiel beim Zerteilen und Kochen – kann es zu Vitaminverlusten von bis zu 70 Prozent kommen.

Wer vitaminbewußt leben will, sollte sich besonders zu Herzen nehmen, was Ernährungswissenschaftler herausgefunden haben: Wasser, Licht, Luft und Hitze sind die größten Feinde der Vitamine. So verliert etwa Blattspinat, in einer Vorratskammer gelagert, innerhalb von zwei Tagen rund 80 Prozent seines Vitamin-C-Gehalts. Im Kühlschrank auf Lager gelegt, ist es hingegen im gleichen Zeitraum nur rund ein Drittel der ursprünglichen Vitaminmenge, die verlorengeht. Das gleiche geschieht, wenn Vegetabilien und Obst längere Zeit unter laufendem Wasser „gründlich ausgewässert“ werden. Dabei kann es innerhalb einer Viertelstunde zu einem Vitamin-Minus von bis zu 30 Prozent kommen. Auch das Auseinanderschneiden von Lebensmitteln ist ein Vitamin-Zehrer. Kraut, Chinakohl, Äpfel verlieren, fein säuberlich zerkleinert, bis zu 62 Prozent ihres Vitamingehaltes.

Gleiches gilt für das Kochen: Dabei geht nämlich im Mittel die Hälfte des Vitamingehaltes verloren. Daher ist Dünsten (Verlust: zehn Prozent) oder Dämpfen (15 Prozent weniger) vergleichsweise günstiger. Bei der Besprechung der einzelnen Nahrungsmittelgruppen (Seite 104ff) erfahren Sie mehr darüber.

Überdies ist es durchaus (lebens-)wichtig, auf seinen Körper zu hören und seine Bedürfnisse zu kennen. Nur allzuoft wird nämlich auch ohne Hunger gegessen und ohne Durst getrunken, wird die Nacht zum Tag gemacht, werden Alkohol und Nikotin in Mengen genossen. Das kann auf die Dauer nicht gut gehen. Vielfach spürt man die Auswirkungen schon am nächsten Morgen – und nur wenige Menschen ziehen daraus die Konsequenz, ihrem Körper dann Ruhe zu gönnen, das angeschlagene Gleichgewicht der inneren Kräfte wieder halbwegs ins Lot zu bringen. Sie geben auch dem Energiestrom kaum Zeit, sich zu regenerieren, der aus dem Rhythmus geratenen inneren Uhr keine Gelegenheit, den Gleichklang wieder herzustellen.

Gesunde Ernährung allein genügt nicht

Wenn einer der drei Eckpfeiler des Lebens – Atmung, Bewegung und Ernährung – aus dem Gleichgewicht kommt, ist die Balance des gesamten Systems ins Wanken geraten.
Daher muß jede richtige Ernährung eingebettet sein in ein Bündel anderer Maßnahmen – wie etwa Bewegung und Atemtechnik – , die alle zusammen mit verantwortlich sind für die Gesundheit. „Bloß eine bestimmte Kost zu konsumieren und sich davon dauernde Gesundheit zu erwarten, ist und bleibt eine Illusion“, stellen Ernährungsexperten einhellig fest.

Überdies sollten Sie die von Ernährungsspezialisten aufgestellten einfachen Eßregeln unbedingt beachten, die da sind:

- Achten Sie auf die Körpersignale. Wenn sich Hunger einstellt, wird das durch vermehrten Speichelfluß signalisiert.

- Essen Sie langsam und bewußt, kauen Sie gemächlich, schlingen Sie die Mahlzeit nicht einfach hinunter. Wenn Sie gut und langsam kauen, kommt es nicht so schnell zu einem neuerlichen Hungergefühl wie nach hastig verschlungenem Essen.
- Schütten Sie Getränke nicht hinunter, sondern nehmen Sie sie schluckweise zu sich.

Im vernetzten System des menschlichen Organismus greift ein Zahnrad in das andere und hält damit die Funktion aufrecht. So ist etwa Sauerstoff nötig, um die Nahrung im Körper zu verbrennen, und die Menge der Nahrung sowie des Sauerstoffs stehen in unmittelbarer Beziehung zur körperlichen Bewegung. Oder: Gut eingespeichelte Nahrung wird bereits im Mund „vorverdaut", chemisch aufbereitet und erleichtert so den Verdauungsorganen die Arbeit.

Eine der wichtigsten Ernährungsregeln der Kinesiologie lautet: nichts Rohes mehr nach 14 Uhr! Warum?

Weil die für die Aufarbeitung und Verdauung von Rohkost benötigten körpereigenen Enzyme nach diesem Zeitpunkt nicht mehr gebildet werden. Der Dünndarm, die Endstrecke der Nahrungsverabeitung, verfügt zu dieser Zeit über sein Energiemaximum und ist intensiv damit beschäftigt, alles, was nur verwertbar ist, aus den Nahrungsstoffen herauszuholen und das nicht mehr Brauchbare für den Abtransport nach außen vorzubereiten. Ihm gilt somit alle energetische Aufmerksamkeit, die anderen Verdauungsfunktionen sind aus diesem Grund nicht mehr so aktiv.

Im Einklang mit der Natur

Vergleicht man nun den üblichen Tagesablauf eines Großteils der Menschen mit diesen Gegebenheiten, so ist klar zu ersehen, daß wir alle längst nicht mehr im Gleichschritt mit der Natur leben. Bereits in der Schule werden nämlich die natürlichen Verdauungsrhythmen abtrainiert und konsequent unterdrückt. Der Schüler hat darauf zu warten, bis die Unterrichtsstunde oder der Schultag zu Ende ist, ehe er den Forderungen der Natur nachkommen darf. Das bezieht sich sowohl auf die Nahrungsaufnahme als auch auf den Stoffwechsel.

Der kinesiologische Essensplan

Es kommt also nicht nur auf das Was der Nahrung an, sondern in besonderem Maße auf das Wie, also auf die Kombination der Speisen. So sollte, schreibt Kim da Silva, immer darauf geachtet werden, daß unterirdisch und oberirdisch wachsende Pflanzen dem Körper in einem ausgewogenen Verhältnis zugeführt werden. Aus diesem Grund ist es zum Beispiel durchaus sinnvoll – und ebenso dem Geschmack förderlich –, Petersilie oder Schnittlauch auf Kartoffeln zu streuen.

Des weiteren sollte Rohes immer vor Gekochtem genossen werden. In gleicher Weise gilt: Obst und Nüsse vor Salat oder Rohgemüsen.

Generell gilt auch: Zweierlei Gemüse- oder Obstsorten auf einmal sind nicht immer bekömmlich und können bei empfindlichen Menschen zu Verdauungsproblemen führen. Man sollte sie daher nur nacheinander essen.

Den kinesiologischen Essensplan für den ganzen Tag beschreibt Kim da Silva folgendermaßen:

„Grundsätzlich sollte man vor dem Essen ein bis zwei Glas Wasser trinken und, ehe man bei Tisch Platz nimmt, die sogenannte Nilpferd-Übung (Seite 112) 30mal durchführen. Nach dem Essen (sieben Minuten danach) sollte die

Becken-Achten-Übung (Seite 112) 20mal durchgeführt werden. Während des Essens nichts trinken! Zwischen 14 und 16 Uhr nichts essen! Das Abendessen sollte zwischen 16 und 18 Uhr stattfinden."

Solche Diätregeln haben selbstverständlich ihren guten Grund. Abgesehen von den optimalen Zeiten, in denen die Nahrung am besten verarbeitet, den Körperzellen zugeführt und energetisch verwertet werden kann, spielen die in den Nahrungsmitteln enthaltenen Nährstoffe, Vitamine und Spurenelemente eine wichtige Rolle.

Um die richtigen Nahrungsmittel zur richtigen Zeit einzunehmen (siehe voriges Kapitel), ist es durchaus auch förderlich, seinen Blick wenigstens manchmal nach oben zu richten: nämlich auf den Mond.

Denn bei zunehmendem Mond hat man viel eher ein Völlegefühl und nimmt leichter zu als bei abnehmendem Mond. Generell soll es auch von Vorteil sein, an den Tagen vor dem Vollmond und an Vollmondtagen weniger zu essen.

Wenn Sie einen eigenen Garten mit Obstbäumen, Gewürzkräutern und Gemüsebeeten haben, sollten Sie außerdem darauf achten, bei zunehmendem Mond Geerntetes sofort zu verbrauchen.

Die sieben Nahrungsmittelgruppen

Ernährungsspezialisten unterscheiden sieben für den Organismus und sein Funktionieren wichtige Nahrungsmittelgruppen.

Jede versorgt den Körper mit bestimmten Nährstoffen, von denen jeder sozusagen einen Funktionskreis im Körper betreut.

Gruppe eins

Zur ersten Gruppe zählen: Brot, Getreide, Kartoffeln. Sie liefern uns die wichtigen Kohlenhydrate, Vitamine der B-Gruppe, Eisen und Ballaststoffe. Ernährungsexperten empfehlen, daß die tägliche Nahrung zu 50 Prozent aus Kohlenhydraten bestehen sollte. Wie jedoch aus den Erhebungen des Instituts für Kulturstudien hervorgeht, beträgt der Kohlenhydrateanteil an der täglichen Energiezufuhr durch die Nahrung im Durchschnitt nur 42 Prozent.

Gruppe zwei

Hier sind Milch und Milchprodukte zusammengefaßt. Sie versorgen den Organismus mit Eiweiß, Kalzium und Vitamin-B_2. Dieses Vitamin, Riboflavin genannt, ist an beinahe allen Teilschritten des Stoffwechsels beteiligt, hat Anteil am Abbau von Fetten, Eiweißen und Kohlenhydraten. Besonders viel Vitamin B_2 ist enthalten in: Milch, Käse, Eiern, Getreide, Blattgemüse, Innereien, Fleisch und Fisch.

Gruppe drei

Diese Gruppe umfaßt Fleisch, Geflügel, Fisch, Eier und Hülsenfrüchte. Sie liefern vor allem Eiweiß, B-Vitamine und Eisen. Dabei handelt es sich aber nicht um das Metall, das wir nun löffelweise essen sollten, um gesund zu bleiben, sondern um eine spezielle chemische Form dieses metallischen Grundstoffes, die für die Bildung des roten Blutfarbstoffes Hämoglobin unbedingt nötig ist und für die Bindung des eingeatmeten Sauerstoffs an die roten Blutkörperchen sorgt. Vitamin C steigert übrigens die Aufnahme von Eisen aus pflanzlicher Nahrung.

Die Eisenmenge im Körper ist allerdings gering, nämlich knapp sechs Gramm. Die Hälfte davon ist an das Blut gebunden. Die beste Eisenquelle ist übrigens grünblättriges Gemüse (Gruppe vier). Auch viele frische Früchte (Gruppe fünf) wie zum Beispiel Weintrauben, Kirschen, Orangen, Pfirsiche, Birnen und allen voran Brombeeren sind ebenfalls Eisenquellen.

Noch eine kurze Bemerkung zum Fleisch: Wird ein saftiges Fleischstück gegrillt, gehen dabei zehn bis 40 Prozent des enthaltenen Vitamin B_1 verloren. In der Bratpfanne verabschiedet sich gar bis zur Hälfte des Vitamingehalts auf Nimmerwiedersehen. Im Backofen kann der Verlust sogar 60 Prozent betragen. Das ist aber keineswegs schlimm. Denn im Bratensaft findet sich das meiste davon wieder.

Gruppe vier

Gruppe vier enthält Gemüse. Mit diesem Teil der Flora führen wir dem Körper Vitamin A und C sowie Eisen und Ballaststoffe zu. Unter Ballaststoffen versteht man chemisch unterschiedliche Substanzen, die Stütz- und Strukturelemente der pflanzlichen Zellwand sind. Dieser Ballast ist jedoch keineswegs ein unnötiges Nebenprodukt, das wir mit Pflanzennahrung zu uns nehmen. Ganz im Gegenteil: Ballaststoffe sind für die Darmregulation wichtig und beugen beispielsweise einer Verstopfung vor.

Ernährungsfachleute raten dazu, täglich mindestens 30 Gramm Ballaststoffe zu essen, etwa durch den Konsum von Vollkornprodukten, Müsli, Obst, Rohkost. Ganz generell liegt die mittlere Ballaststoffaufnahme jedoch rund ein Drittel unter diesem empfohlenen Richtwert.

Gruppe fünf

Obst, das Nahrungsmittel der Gruppe fünf, enthält, wie Gemüse, die Vitamine A und C und liefert darüber hinaus auch noch Ballaststoffe. Dem Vitamin A kommt übrigens beim Sehvorgang eine herausragende Rolle zu. Es ist sowohl für das Farbsehen als auch für das Hell-Dunkel-Sehen ganz wichtig. Einen besonders hohen Anteil an Vitamin A haben Spinat, Karotten und verschiedene Kohlsorten.

Vitamin A kann nur dann optimal vom Körper aufgenommen werden, wenn es gleichzeitig mit Fett konsumiert wird, stellten Ernährungsexperten fest. Daher sollte zum Beispiel Salat stets mit Öl zubereitet werden.

Über das in Nahrungsmitteln dieser Gruppe ebenfalls reichlich enthaltene Vitamin C brauchen nicht viele Worte verloren zu werden. Darüber gibt es eine Fülle an allgemeinverständlicher Literatur und eine schier unübersehbare Anzahl von Facharbeiten. Wichtig ist aber zu wissen, daß dieses Vitamin bei Lagerung arg leidet. So sinkt etwa in Kartoffeln der Vitamin-C-Gehalt innerhalb von nur wenigen Wochen bei normaler Lagertemperatur von ursprünglich 30 Milligramm pro 100 Gramm auf acht Milligramm ab. Drastisch ist der Vitamin-C-Verlust auch bei Blumenkohl. Allein nach einem Tag Aufenthalt im Kühlschrank sind es sieben Prozent weniger. In der Speisekammer aufbewahrt, beläuft sich der Verlust nach 24 Stunden auf ganze zwölf Prozent. Eine Woche danach ist mehr als die Hälfte des Vitamingehaltes weg.

Außerdem sollten Sie beachten: Das meiste Vitamin C befindet sich in der äußersten Schicht. Wird die Schale von Obst und Gemüse großzügig weggeschnitten, landet der gehaltvollste Teil im Abfalleimer. Sie sollten also penibel auf diese Außenschicht achten und damit darauf, daß Ihr Körper möglichst viel an Vitamin C erhält. Wie nämlich Krebsforscher feststellten, können durch reichlichen Genuß von vitaminreichen Früchten und Gemüsen zumindest einige Krebsarten (Speiseröhren-, Lungen-, Magenkrebs) verhindert werden – sofern auch alle anderen Lebensumstände „passen". Außerdem, so der Tumorbiologe Michael Micksche, können auch „einzelne Schritte in der Krebsentstehung durch den Genuß von Obst, Gemüse und Vollkornprodukten zum Stillstand kommen oder umgekehrt werden".

Gruppe sechs

Gruppe sechs, der Fette und Öle angehören, bringt spezielle Fettsäuren, die der Organismus dringend braucht, in den Körper-Chemismus ein. Fett ist für den Menschen durchaus nötig. Es dient dem Organismus als Isolierschicht mit Wärmeschutzfunktion, und alle inneren Organe werden durch „Fettpolsterung" (nicht zu verwechseln mit angegessenen „Fettpolstern"!) vor Druck- und Stoßverletzungen geschützt. Im Unterhautfettgewebe findet sich überdies eine Vorstufe des Vitamin D, das durch Sonnenlicht in die aktive Vitaminform umgewandelt wird.

Andererseits ist Fett eine Kalorienbombe. Wenn Fett verwendet wird, sollte man ausschließlich zu sogenannten mehrfach ungesättigten Fettsäuren greifen. Sie kommen nur in pflanzlichen Produkten vor – etwa in Walnüssen, Kürbiskernen und in kaltgepreßtem Öl aus diesen und anderen Kernen. In Kokosfett fehlen sie allerdings völlig.

Die tägliche Fettzufuhr der Allgemeinbevölkerung liegt durchschnittlich um rund ein Viertel höher als empfohlen.

Gruppe sieben

Gruppe sieben ist mit Zucker und Getränken der letzte Baustein der Ernährung. Bei Zucker ist allerdings Zurückhaltung geboten so warnen Kinesiologen. Und bei den Getränken sollte nicht aus den Augen verloren werden: Am besten ist Wasser. Limonaden bringen für den Energiehaushalt nichts.

Gesundheitselixier Wasser

Der amerikanische Ernährungsspezialist Paul Bragg stellt dazu fest: „Wasser ist ein vitaler Faktor in allen Körperflüssigkeiten. Wasser ist nach Sauerstoff der wichtigste Lebensfaktor für Mensch und Tier. Menschen sind ohne Nahrung schon 90 Tage ausgekommen, ohne Wasser kann man aber nur wenige Tage überleben." Wasser, so Bragg, vermehrt die Tage der Alten, vermehrt die Kraft der Starken, erfrischt das Herz, verbessert das Sehen und „es ist, als ob man einen Becher des Morgenlichts genießt".

Wasser hat im Organismus vielfältige Aufgaben. Es ist als Lösungs- und Transportmittel unentbehrlich, da Nährstoffe nur in gelöster Form in das Körperinnere gebracht und dort weitertransportiert werden können. Die Endprodukte des Stoffwechsels werden gleichfalls wassergelöst (als Harn) ausgeschieden.

Wasser, wird schon in der Schule gelehrt, ist eine ziemlich einfache chemische Verbindung aus den beiden Elementen Sauerstoff und Wasserstoff. Dennoch beschäftigen sich viele Wissenschaftler sehr eingehend damit und sind dabei auf wahrhaft Verblüffendes gestoßen, zumal das Wasser nämlich erstaunliche Anomalien aufweist. Es gehört zum Beispiel zu den ganz wenigen Stoffen, die im flüssigen Aggregatzustand eine größere Dichte haben als im festen – daher schwimmt Eis, das nichts anderes ist als gefrorenes Wasser, auf Wasser. Außerdem hat es als einzige bekannte chemische Verbindung die größte Dichte einige Grade über dem Schmelzpunkt, so daß es sich noch weiter zusammenzieht, wenn man es von null auf vier Grad erwärmt.

Es ist wirklich eine ganz eigene Gemeinschaft, die das Sauerstoffatom des Wassers mit dem Wasserstoff bildet. Verbinden sich diese beiden nämlich zu Wasser, so steht jedes Wasserstoffatom zwischen zwei Sauerstoffatomen. Aufgrund bestimmter physikalischer Eigenschaften kann der Wasserstoff nur eine schwache Bindung mit seinem Partner eingehen – das macht das Wasser so geschmeidig.

Aber das ist beileibe noch nicht alles. Wie der Leiter des Instituts für Physikalische Chemie der Universität Florenz, Professor Giorgio Piccardi, herausfand, wird eine im Wasser ablaufende chemische Reaktion durch kosmische Vorgänge beeinflußt. Das bedeutet aber, daß entweder das Wasser oder die in ihm befindliche Chemikalie für elektromagnetische Strahlungen empfindlich ist und diese verarbeiten kann.

Wasser als Informationsträger

Wasser ist somit, wie Viktor Gutmann, Professor an der Technischen Universität Wien, erklärt, ein Informationsträger. Die Fähigkeit des Wassers zur Informationsaufnahme, so Professor Gutmann, „wird durch sein spezifisches Wechselwirkungsvermögen mit allen Stoffen ermöglicht. Wasser nimmt jene Informationen auf, die es in sein System integrieren kann, ohne dabei seine Grundcharakteristik zu zerstören. Wasser ist auch einzigartig, es kann mit jeder Struktur des Organismus in Wechselwirkung treten."

Daraus folgert der Wissenschaftler:
- Wasser muß alle für den Organismus erforderlichen Informationen enthalten;
- diese müssen in jedem seiner Bereiche vollständig vorhanden sein;
- andererseits muß in jedem seiner einzelnen Bereiche jeweils diese spezifische Information wirksam werden.

Wird nun einem Menschen ein Arzneimittel verabreicht, folgert Professor Gutmann, ist die Wechselwirkung der beiden „Systeme“ Körper und Medikament entscheidend. „In der gegenwärtigen Medizin werden mit den zumeist angewendeten Heilmitteln aber dem Wassersystem des Organismus zusätzliche Fremdinformationen angeboten. Der durch die Fremdinformation der Krankheit ohnehin schon gestörte Organismus kann hierdurch weitere Störungen erfahren, die gemeinhin als unerwünschte Nebenwirkungen bezeichnet werden.“

Tatsächlich häufen sich die Indizien, daß es mit dem Wasser eine besondere Bewandtnis als Informationsträger hat. Erst kürzlich berichtete Professor Emilio Del Guidice vom Institut für Kernphysik der Universität Mailand auf einer wissenschaftlichen Veranstaltung über Entdeckungen, die selbst langgediente Fachkollegen fast ungläubig aufhorchen ließen. Er behauptete nicht mehr und nicht weniger, als daß sich in letzter Zeit die Indizien für ein „Erinnerungsvermögen“ des Wassers häuften; daß etwa Spuren, die fremde Moleküle in der Flüssigkeit hinterlassen haben, dort als eine Art gespeicherter Information zurückbleiben. Guidice selbst sagt: „Auf den ersten Blick scheint es wirklich völlig außerhalb der derzeit bekannten physikalischen Gesetzmäßigkeiten zu liegen, daß in einer Flüssigkeit Information gespeichert wird.“ Dennoch wird es heute von der Mailänder Forschergruppe als sehr wahrscheinlich angenommen, daß sehr niedere polarisierte elektromagnetische Felder, die aus einer externen Quelle (etwa dem Weltraum) kommen, bildlich gesprochen, ihren Stempelabdruck als bleibendes Souvenir im Wasser hinterlassen. Das, so folgern die Physiker, bezieht sich keineswegs nur auf die Weltraumstrahlung, sondern auf alle biologischen Systeme. Dieses Phänomen macht sich etwa die Homöopathie zunutze, die bekanntlich mit hochverdünnten Substanzen arbeitet.

Übungen vor und nach den Mahlzeiten

Nach diesem Abschweifen in die Theorie wollen wir uns aber wieder der praktischen Kinesiologie zuwenden und uns ansehen, was diese zur Förderung der Kommunikation zwischen Organismus und seinem Energiesystem bietet. Die hier beschriebenen Übungen vor und nach einer Mahlzeit dienen dazu, den Nahrungsmitteln die bestmögliche Startposition zu geben, um ihre Wirkung voll entfalten zu können.

Das Nilpferd

Bei dieser Übung stehen Sie aufrecht, die Knie etwas gebeugt, die Füße stehen parallel, und die Zehen zeigen nach vorne.

Aus dieser Grundstellung heraus schwingen Sie die Arme nach vor und zurück. Während der rechte Arm nach vorne geht, schwingt der linke nach hinten, und umgekehrt. Dabei bleiben die Arme gestreckt.

Während der ganzen Übung bleiben die Knie gebeugt, und das Becken soll sich mitdrehen. Diese *Nilpferd-Übung* sollten Sie *vor jeder Mahlzeit* 30mal durchführen.

Becken-Achten

Die Grundstellung: Wieder leicht gebeugte Knie, die Füße hüftbreit auseinander. Nun strecken Sie allerdings die Arme nach hinten und verschränken die Daumen ineinander.

Den Namen hat diese Übung von der folgenden Beckenbewegung, die in Achterform ausgeführt wird. Dabei bliebt der Oberkörper aufrecht.

Diese Achterbahn sollten Sie nicht früher als sieben Minuten *nach der Mahlzeit* 20mal durchführen.

Mudra-Balance

Sollten Sie einmal an Magenverstimmung leiden, hat die Kinesiologie auch dagegen dieses probates Mittel. Dazu brauchen Sie beide Hände. Bilden Sie mit Daumen und Zeigefinger der rechten Hand ein O, indem Sie die Spitzen beider Handglieder aneinander legen. Das äußerste Zeigefingerglied der linken Hand legen Sie auf den Daumennagel. In dieser Fingerstellung sollten Sie mindestens drei Minuten lang verharren.

Haben Sie das Bedürfnis, die Übung zu wiederholen, so halten Sie mindestens zwölf Minuten Abstand, bevor Sie neuerlich beginnen. Und auch wenn der Magen nicht mehr drückt, heißt die Devise: am Ball bleiben. Dieses Mudra soll nämlich zwei bis drei Tage lang immer wieder geübt werden.

Der Zweck dieser Übung: Die Handreflexzonen werden dadurch aktiviert. Das hat auf den ganzen Körper einen balancierenden, energiefördernden Einfluß.

Mudra zur Verdauung

Mit diesem Mudra können Sie überdies die Energie des Verdauungsapparates stimulieren, damit dieser seine Arbeit leichter und problemloser verrichten kann.

Dazu benötigen Sie wieder beide Hände. Die Stellung der rechten Hand: Mittelfinger, Ringfinger und der kleine Finger werden rund um den Daumennagel gelegt. Links werden Daumen und Ringfinger aneinander gelegt. Diese Übung soll fünf Minuten lang gehalten werden.

Üben Sie fünfmal täglich, wobei Sie mindestens fünf Minuten Abstand zwischen den Wiederholungen halten.

Mudra bei Verdauungsbeschwerden

Stellen sich Verdauungsbeschwerden ein, kann dieses Mudra die Organe hilfreich unterstützen:

Dabei muß mit der linken und der rechten Hand die gleiche Stellung eingenommen werden. Legen Sie den Daumenfalz auf die äußere Kante des zweiten Ringfingergliedes. In dieser Stellung verweilen Sie vier Minuten lang. Führen Sie die Übung siebenmal täglich durch, wobei Sie mindestens 25 Minuten pausieren.

So kochen Sie kinesiologisch

In seinem Buch „Richtig essen zur richtigen Zeit" bietet Kim da Silva eine Fülle von kinesiologisch richtigen Zubereitungsarten an. Eine Auswahl:

Frühstück

Pro Person ein bis zwei Tassen Wasser zum Kochen bringen, ein bis zwei Teelöffel Miso in etwas lauwarmem Wasser auflösen und in das nicht mehr kochende Wasser einrühren. Fünf Minuten ziehen lassen und nach Lust und Laune mit Zwiebel, Schnittlauch oder anderen Kräutern garnieren. Dazu gibt es würzigen grünen Tee. Sie können aber auch noch eine Obstsorte dazu essen (es können durchaus auch drei Äpfel sein, aber nicht Äpfel und Birnen kombiniert) oder, wenn Ihnen danach ist, rohes Gemüse – etwa eine (oder mehrere) Karotte(n).

Sie werden jetzt fragen: Wieso wird gerade Miso empfohlen, und was ist das überhaupt?

Miso ist eine milchsäurevergorene Paste aus Soja, Gerste, Reis oder Buchweizen. Das Miso reinigt den Körper, stabilisiert die Darmflora und unterstützt den Körper morgens bei der Ausscheidung.

Wenn Sie vor der Mahlzeit die empfohlene Übung durchführen, ist der Schlaf verflogen; Sie sind frisch und können mit Schwung an das Frühstück gehen (das sich übrigens zur Not auch am Vortag vorbereiten läßt und am Morgen, mit Gewürzen versehen und warm gemacht, prächtig munden wird).

Mittagsgericht

Gratinierte Kartoffeln mit Kohl, schonend gekochtes Kartoffelgulasch, Kartoffelpuffer mit geraffelten Äpfeln, Blumenkohl mit Buchweizen überbacken, als Begleitung eine Sahne-Joghurt-Knoblauch-Sauce.

Sind Sie ein Salat-Fan, so essen Sie getrost Salat dazu – aber bitte nur eine Sorte.

Abendmahlzeit

Hirse mit Blumenkohl überbacken, Kraut mit Sprossen, Gnocchi mit Kartoffeln, Vollkornnudeln mit Pilzen oder Zucchini, Zucchinischnitzel, Lammragout mit Hirse, Chinesische Frühlingsrolle, Dorschfilet mit geschmortem Dinkel – das alles können Sie abends essen.

Solche Rezepte lassen vielleicht dem einen oder anderen das Wasser im Mund zusammenlaufen, doch die Freude daran wird vielfach entscheidend getrübt: „So etwas zuzubereiten habe ich leider keine Zeit. Ich muß schon ganz früh aus den Federn, und während des Arbeitstages kann ich natürlich alle diese Sachen nicht kochen. Zu Mittag esse ich in der Kantine, oder ich nehme mir etwas von zu Hause mit. Und wenn ich am Abend müde in meine eigenen vier Wände komme, habe ich wirklich keine Lust mehr, mich an den Herd zu stellen und aufzukochen." So lauten die Argumente.

Was tun?

Versuchen Sie es auf diese Weise:

Am Morgen ein Glas Wasser trinken oder eine Tasse Tee und dazu Obst essen oder ein leichtes Müsli, das schnell zubereitet ist. Fleisch und Wurst sollten zur Morgenmahlzeit gänzlich vom Teller verbannt werden.

Während des Tages bietet sich mit Sicherheit einige Male die Gelegenheit, nach einem Glas Wasser zu greifen. Wenn Sie das Essen ins Büro mitnehmen, packen Sie Vollkornbrot ein, Obst, Karotten. Aber bitte achten Sie darauf: Rohes nur bis Mittag konsumieren.

Meiden Sie Zucker. Für alle Zuckerarten gilt nämlich: Für ihren Abbau im Körper sind Vitamine des B-Komplexes nötig. Was ein Ernährungsspezialist einmal pointiert so formulierte: „Zucker ist ein Vitamin-B-Räuber."

Wenn Sie die Möglichkeit haben – an der Selbstbedienungsvitrine einer Kantine oder im Gasthaus –, greifen Sie zu Gemüse und Salaten.

Und wenn Sie glauben, daß das Leben ohne Fleisch nur halb so schön ist – dann sollten Sie unter allen Umständen nur Fleischwaren aus biologischer Haltung wählen. Aber auch „Fleisch-Tigern" wird angeraten, einen Tag pro Woche auf tierisches Eiweiß und tierisches Fett zu verzichten.

Alles ist Schwingung

Wir haben uns in den vorangegangenen Kapiteln ausführlich mit dem Energiehaushalt des Körpers beschäftigt, mit den Meridianen der chinesischen Medizin und den Akupunktur-Punkten. Wie wir gesehen haben, ist um diese Themen ein ganzes Lehrgebäude entstanden. Doch Fragen wie „Läßt sich das auch wirklich beweisen? Steht dieses Erfahrungswissen nur auf tönernen Beinen oder steckt real – sprich: wissenschaftlich – Faßbares dahinter?" wurden bisher noch nicht gestellt.

Was jetzt nachgeholt werden soll.

Daß jeder Mensch Wärmestrahlung an seine Umgebung abgibt, ist bekannt, und die Menge dieser Strahlung kann sogar gemessen werden: Bei einem Erwachsenen macht sie in Ruhe zirka 100 Watt aus, was sich zweifelsfrei messen und auch fotografieren läßt. Mit Infrarotfilm kann diese Wärme (Energie) nämlich sichtbar gemacht und auf einem Foto festgehalten werden. Außerdem läßt sich durch spezielle Einrichtungen ein verschiedenfarbiges Lichtmuster um einen Organismus erkennen. Aufgrund von Farbänderungen (wie sie im Zusammenhang mit der schon genannten Kirilian-Fotografie auftreten) kann der Fachmann daran Krankheiten erkennen, die sich durch Veränderungen der Lichtstärke manifestieren. Derartige Untersuchungen werden zum Beispiel am Atominstitut der österreichischen Universitäten in Wien durchgeführt.

Das Lebensfeld

Harold Burr, Professor an der renommierten amerikanischen Yale-Universität, hat sich mit diesem Phänomen sehr intensiv beschäftigt und nennt dieses elektrische Feld, das den Organismus umhüllt, *Lebensfeld*. Wie Burr feststellte, handelt es sich dabei um Gleichstromfelder, die allerdings nichts zu tun haben mit jenen elektrischen Vorgängen, die sich in jeder Nervenfaser abspielen und die etwa im EEG als Gehirnströme oder im EKG als Herzströme in der Medizin schon seit langem Anwendung finden. Dieses Lebensfeld, fand Burr heraus, kann sogar gemessen werden, wenn Elektroden in einiger Entfernung von der Haut positioniert werden, was zeigt, daß eine echte Feldwirkung vorliegt. Dieses Feld besteht, solange der Organismus lebt. Veränderungen des Feldes zeigen an, wann sich ein Mensch wohl fühlt, gesund ist, und wann Störungen im Wohlbefinden auftreten.

Dr. Ewald Gatterbauer, Institut für Grundlagen der Irisdiagnose, Wien, und Dr. Konrad Werthmann, Gesellschaft für Elektroakupunktur und Bioregulation, Salzburg, berichten: „Die Kirilian-Fotografie und die Schwärzung des Fotopapiers durch diese hochfrequenten elektromagnetischen Schwingungen zeichnen deutlich den Verlauf der Meridiane und an ihren Austrittsstellen über den Gelenken die Lage der Elektroakupunktur-Punkte an.“ Wie die beiden Experten weiter berichten, „gibt es kaum eine Funktionsstörung oder ganz allgemein Krankheit, die nicht mit dem bioelektrischen Diagnoseverfahren erfaßt werden kann, da alle Krankheiten mit einer pathologischen Energie einhergehen“.

Das Lebenslicht von Organismen

Professor Herbert Klima, Leiter der Forschergruppe Biophysik und Systemtheorie der österreichischen Gesellschaft für elektromagnetische Bioinformation, untersucht am Atominstitut der österreichischen Universitäten mit seiner Forschergruppe die nichtthermischen Photonenemissionen biologischer Systeme. Vereinfacht gesagt handelt es sich dabei um Untersuchungen des „Lebenslichtes" von Organismen. Professor Klima konnte dabei feststellen, daß zum Beispiel menschliche Blutzellen auf ein immunregulierendes Präparat mit einer Veränderung der Photonenemission reagieren, also das „Bio-Leuchten" verändern.

Erst das Gehirn macht die Farbe

Die Welt, die wir wahrnehmen, besteht aus Schwingungen. Aus Wellen unterschiedlicher Länge. So treffen, um ein Beispiel von vielen zu nennen, Wellen bestimmter Länge auf die Netzhaut des Auges, was sich uns als grün darstellt. Grün gibt es aber objektiv gesehen gar nicht. Denn die auf das Auge treffenden Wellen sind natürlich farblos. Erst das Gehirn macht eine Farbe daraus. Genauso ist jeder von uns aus Schwingungen aufgebaut.

Wir wissen heute recht genau, daß das Leben auf der Erde – also auch jenes des Menschen – von kosmischen Einflüssen bestimmt wird. Also auch wieder von Schwingungen, die von außen auf den lebenden Organismus treffen. Über den Einfluß des Mondes wurde stichwortartig schon berichtet. Über den Einfluß der Sonne fand Professor Maki Takata von der Universtät Tokio heraus, daß Veränderungen des Albuminspiegels im Blut eng mit der Sonnenfleckenaktivität korreliert sind. Das hat Takata über einen Zeitraum von 20 Jahren untersucht. Er kam zu folgendem Ergebnis: Diese Auswirkung der Sonnentätigkeit ist sowohl tief im Inneren der Erde (in Bergwerksschächten) als auch in großer Höhe (im Flugzeug) nachweisbar.

Der Makrokosmos Weltall wirkt somit im Mikrokosmos Körper. Eine Tatsache, die übrigens schon vor vielen Jahrhunderten behauptet wurde, damals aber natürlich noch nicht bewiesen werden konnte. Dieses Erfahrungswissen hat sich aber über lange Zeiträume bis heute erhalten und kann nun erstmals wissenschaftlich belegt werden. Daß es dennoch von einer Reihe von Forschern abgelehnt oder ganz einfach ignoriert wird, steht auf einem anderen Blatt, widerlegt diese Tatsache aber ganz und gar nicht.

Die Körperenergie

Im Lichte dieser Forschungsergebnisse wird klar, daß jene Energiephänomene und -bahnen, die von der chinesischen Medizin längst als real gegeben angesehen werden, auch existent sind.

Der Physikprofessor Fred Alan Wolf von der Universität von Kalifornien geht sogar noch einen Schritt weiter, wenn er sagt: „Mit einer Änderung des Energiezustandes ist auch eine Änderung des Gefühls verbunden. Alle Energietransformationen im Körper werden daher letztendlich als Transformationen des emotionalen Zustandes empfunden." Ärger, Verstimmung, Niedergeschlagenheit und damit auch negatives Denken sind somit von der Körperenergie beeinflußt, meint Wolf. Diese Behauptung des gelernten und renommierten Physikers ist aber nichts anderes als das, wovon auch in diesem Buch vielfach die Rede ist: Der Energiefluß hat entscheidenden Anteil an physischen und emotionalen Zuständen bzw. Entgleisungen.

Wolfs Postulat ist übrigens auch eine der Grundregeln des positiven Denkens, bei dem ja eine Umprogrammierung stattfinden soll, durch die das Negative aus dem Gehirn bildlich gesprochen hinausgeworfen und an seine Stelle ein positives Programm gesetzt wird.

Krankheit wird dieser Theorie zufolge als Schwingung von Quantenwellen, die nicht miteinander harmonisieren, angesehen.

Das bedeutet laut Professor Wolf aber auch: Die Gesundheit wird, wenn man sie quantenphysikalisch betrachtet, zu einer Frage der rechten Achtsamkeit. Durch Denken können alte Programme vernichtet werden. Und: „Der Körper besteht nicht aus einzelnen Teilen, die sich jeweils auf deterministische (vorbestimmte) Weise verhalten, sondern er beruht vielmehr auf komplementären Prozessen, die sich wechselseitig beeinflussen. Durch die Art, wie er seinen Körper beobachtet, verändert der Mensch die Energie der körperlichen Prozesse selbst."

Erinnern Sie noch an das, was die chinesische Medizin vom „inneren Lächeln" sagt? Sei freundlich zu deinen Organen, und sie werden es zu dir sein!

Beweise für überliefertes Wissen

Überliefertes Wissen, so stellt sich nach und nach heraus, wird durch immer drückendere Indizien belegt, ist keineswegs Aberglaube, der jeder realen Basis entbehrt. Es sind darin vielmehr Erkenntnisse eingewoben, die uns erst heute richtig bewußt werden, die wir erst mit Hilfe der revolutionären Entdeckungen der Elementarteilchen- und Quantenphysik so halbwegs erklären und verstehen können.

Was forderte Isaak Newton für jede Naturwissenschaft? „Meßbar machen, was nicht meßbar ist, und wägbar machen, was nicht wägbar ist." Daher gilt auch: Phänomene, die derzeit mit der Apparatur des Forschers nicht erfaßbar sind, müssen deshalb noch lange nicht inexistent sein, sondern sind vielmehr (noch) nicht wissenschaftlich erfaßbar und nachvollziehbar. Was sich aber rasch ändern kann.

Kinesiologie gegen Sportschäden

Der englische Premierminister Sir Winston Churchill hat angeblich einmal auf die Frage, was er tat, um bis ins hohe Alter geistig und körperlich frisch zu bleiben, geantwortet: „No sports, keinen Sport treiben." Dieser Ausspruch mag stimmen oder gut erfunden sein – zum Vorbild sollte man ihn sich aber keineswegs nehmen. Sportliche Betätigung galt nicht nur in allen Kulturen und zu jeder Zeit als Schlüssel für Gesundheit. (Leistungs-)Sport zu treiben war auch immer mit hohem Prestige verbunden.

Die Kehrseite der im Sport errungenen Medaillen sind die vielen Verletzungen und Unfälle. Durch mangelhaftes Training, falsch ablaufende Bewegungen oder durch unrichtige mentale Programmierung ist schon manch hoffnungsvoller Athlet im wahrsten Sinne des Wortes aus dem Rennen geworfen worden.

Für den Hobbysportler genauso wichtig wie für den Profi-Athleten sind – abgesehen von der für die jeweilige Sportart optimalen Bewegungsabfolge – die richtige Atmung, Energieaktivierung und geistige Einstellung – all das wird durch die Kinesiologie vermittelt und führt dazu, Sportschäden zu vermeiden.

Übungen zur Vorbereitung

Besonders im Sport ist Technik allein zu wenig. Und nicht selten sind die Bewegungen, die Sportler ausüben, unphysiologisch und belasten daher Muskeln, Skelett, Gelenke und Bänder viel zu stark. Die Folge sind nicht selten Bänderrisse oder andere sehr schmerzhafte Verletzungen oder Leiden. Man denke nur an den Tennisarm oder an schmerzhafte Wadenkrämpfe, die bei schlechter Vorbereitung schon am ersten Tag nach einer Wanderung, einem Fußballspiel oder nach einem Ski-Langlauf auftreten.

Verhindert kann das durch die drei Schaukel-Übungen werden. Sie sollten aber unbedingt mit der Schaukel A beginnen, dann zu B fortschreiten und zuletzt die Schaukel C üben.

Schaukel A

Unterstützt die Rückenpartie und dient der Stärkung von Becken und Hinterhaupt.

Setzen Sie sich auf den Boden, die Hände werden seitlich etwa 20 Zentimeter vom Körper mit nach vorne zeigenden Fingern aufgelegt. Die Beine sind bei dieser Übung abgewinkelt, das Gesäß berührt den Boden. In dieser Stellung führen Sie mit dem Becken 15 bis 25 kreisende Bewegungen nach links und rechts durch. Sie können auch jeweils fünfmal rechts und fünfmal links kreisen und das Ganze fünfmal wiederholen.

Schaukel B

Diese Übung stärkt zusätzlich die Bauchmuskulatur und verbessert die Hand-Augen-Koordination.

Die Sitzhaltung ist die gleiche wie bei Übung A. Aber: Die Füße ruhen nicht auf dem Boden, sondern werden fünf Zentimeter hoch in die Luft gehalten. In dieser Haltung kreisen Sie nun mit dem Becken bis zu 20mal nach rechts und dann in die andere Richtung. Atmen Sie dabei wie bei allen Übungen ruhig ein und aus. Ebenso wie bei Übung A können Sie auch hier fünfmal nach der einen und fünfmal nach der anderen Seite kreisen. Mindestens drei Wiederholungen sind dann aber nötig.

Schaukel C

Bewirkt eine Massage der Wirbelsäule und stärkt alle Meridiane.

Setzen Sie sich im Schneidersitz hin, und umfassen Sie die Zehen mit den Händen. Atmen Sie nun ein. Beim Ausatmen rollen Sie in einer Schaukelbewegung nach hinten und schaukeln während des Ausatmens wieder in die Ausgangsstellung zurück. Sie sollten diese Übung zwischen zehn- und 20mal durchführen.

Fehler bei der Vorbereitung

Der erste Fehler, wenn man sich auf sportliche Aktivität vorbereitet, wird nicht selten bereits in der Aufwärmphase gemacht. Indem man die Arme in die falsche Richtung, nämlich nach hinten, kreisen läßt und so, statt die Ventilation zu fördern, die Lunge blockiert. Das führt dazu, daß dem so „vorbereiteten" Sportler rasch die Luft ausgeht und sein Körper mit Sauerstoff unterversorgt wird. Daher sollte, noch ehe der Sportplatz betreten wird, ein Muskeltest durchgeführt werden, um vor Ort feststellen zu können, ob und wo eventuell Energiedefizite bestehen. Mit schlecht ausbalancierter Energie in den Wettkampf zu gehen, ist sicherlich kein vielversprechender Start. Eine Energiestörung kann bei Freizeitsportlern aber auch rasch dazu führen, daß sie keine rechte Freude am Sport haben und daher lieber gemütlich im

Lehnstuhl sitzen bleiben. Aber gerade für den bewegungsarmen Großstadtmenschen ist Aktivität in der Freizeit wichtig.

Hirnintegration auch im Sport

Viele Sportler bedienen sich bei der Ausübung ihrer athletischen Tätigkeit vorwiegend der linken Gehirnhälfte, die speziell für analytisches Denken, Logik und Lernen (Einpauken) zuständig ist. Damit wird zwar der Spielablauf kontrolliert, der Gegner und seine Aktionen – sowie auch die eigenen Aktionen – eingeschätzt.

Sport muß aber keineswegs linkshirnlastig sein. Wie sich nämlich im Zuge von sportphysiologischen Untersuchungen herausstellte, spielen zum Beispiel Fußballprofis vorwiegend unbewußt rechtshirnig.

Doch das geschieht eben unbewußt, und die rechte Hirnhälfte wird auch nicht mit der linken koordiniert.

Sie ist, wie wir bereits wissen, für intuitive Entscheidungen, Phantasie, Raumgefühl, Emotionen zuständig. Was sich, wie es scheint, in der Welt der Trainer doch langsam herumspricht. Während früher nämlich besonderer Wert darauf gelegt wurde, Emotionen möglichst aus dem Spiel zu lassen, gesteht man diesen heute mancherorts bereits eine wichtige – und durchaus auch spielentscheidende – Funktion zu.

Durch das Zusammenwirken der beiden Hirnhemisphären ist der Spieler zum Beispiel viel besser in der Lage, den Ball bis zum letzten Augenblick aufmerksam zu verfolgen. Er kann noch während des Ballfluges in Ruhe entscheiden, was er mit dem ankommenden Ball macht, wie er ihn zurückgibt. Der Rückschlag wird also nicht nur automatisch, reflexartig ausgeführt. Mit beiden Hirnhälften „ausgerüstet“, kann der Sportler auch mit seiner Energie besser haushalten. Er wird überdies belastbarer und streßfreier und bekommt damit einen ganz großen Vorteil gegenüber seinem Gegner, der nur „einseitig“ unterwegs ist.

Die Hirnintegration, von der schon die Rede war, ist also auch im Sport bedeutsam.

Durch die „Zusammenkoppelung“ kommt es nämlich erst zu kreativen Aktionen, die weit über eine erlernte und automatisch abgespulte Technik hinausführen. Für Bestleistungen wird das ganze Gehirn gebraucht, also sowohl die linke als auch die rechte Hälfte, weil Analytik *und* Gefühle wichtig sind.

Durch die richtige Programmierung ist der Körper dann auch besser imstande, die ungewohnten Belastungen des Sports zu verkraften.

Mit kinesiologischen Übungen vor, aber auch während des Spiels – etwa in Pausen – kann die Energie gesteuert und in richtigem Maß zum richtigen Zeitpunkt optimal eingesetzt werden.

Die chinesische Medizin und der Sport

Da ein nicht geringer Teil der kinesiologischen Lehren in der chinesischen Medizin und Philosophie wurzelt, die sich sehr intensiv mit Sport auseinandergesetzt hat – also mit Bewegungsabläufen, Energiefragen und mentaler Programmierung – wollen wir unseren Blick auch dorthin wenden.

Für die Weisen im Reich der Mitte war Größe und Masse niemals gleichbedeutend mit Stärke. Große Muskeln haben heißt also nicht große Kraft haben. Vielmehr: Das Weiche und Geschmeidige wird das Harte und Starre besiegen. Der Sturm bricht den Baum und entwurzelt ihn – den alten, saftlosen leichter als den jungen, in Saft stehenden –, aber selbst der stärkste Sturm wird den Grashalm nicht brechen können, der biegsam und geschmeidig der Kraft nachgibt.

Daher sieht der Asiate im Sport nicht nur die körperliche Ertüchtigung, sondern auch ein System zur Förderung der Gesundheit und der Vorbeugung von Krankheiten. Und bedient sich, um dieses Ziel zu erreichen, der Energiebahnen des Körpers. Durch verschiedene Bewegungsmuster werden diese Vitalenergie und ihre Zirkulation unterstützt. Dabei wird jede Stellung einem Meridian zugeordnet, und die richtige Ausführung dieser Bewegung trägt dazu bei, die Zirkulation in die rechten Bahnen zu lenken – mit einem Wort: gesund zu bleiben.

Das also ist nach fernöstlichem Verständnis der Sinn des Sports: gesund bleiben.

Um die Zirkulation der Vitalenergie zu fördern, bedient man sich eines Punktes drei Zentimeter unter dem Nabel, wo sich der Fixierpunkt der Energie befindet. Von hier aus wird sie in die verschiedenen Körperregionen transportiert.

Durch die sogenannte „kleine Zirkulation" (Energiekreislauf Nase bis Nabel) wird die Energie während des Einatmens von der Nase hinunter an diesen Punkt geführt. Dort endet auch das Einatmen und geht nahtlos in das Ausatmen über. Dabei fließt die Energie zum Ende der Wirbelsäule.

Dieser Fluß wird durch entsprechende Bewegungsabläufe unterstützt. Dabei soll jede Eile vermieden werden und der Geist gereinigt, freigemacht von Alltagsproblemen.

Die Ziele einer richtigen Vorbereitung und des richtigen Bewegungsablaufes sind:

- Verschmelzung von Körper und Geist in der Bewegung und das daraus entstehende physisch-psychische Gleichgewicht;
- Entspannung, Atmung und Bewegung führen zu einer Entlastung beziehungsweise Stärkung des Herz-Kreislauf-Systems;

– Energieaktivierung und Verbesserung des Energieflusses entlang der Meridiane.

Mit bestimmten Übungen können Sie aber auch ganz gezielt etwas für bestimmte Körperregionen tun – etwa für Ihre Arme. Zum Beispiel als Tennisspieler, als der Sie leicht Gefahr laufen, sich einen schmerzhaften Tennisarm zuzuziehen. Mit der folgenden Bewegungsabfolge laden Sie Arme und Hände mit der nötigen Energie auf. Diese Übung fördert überdies die Abheilung von Beschwerden in den Schultern, den Armen und in den Händen. Sie verringert aber auch Schmerzen bei Tennisarm und Arthritis.

Die Sport-Übung

Die sechs Teilschritte zur Beschwerdenlinderung sind:

1. Legen Sie sich bäuchlings auf den Boden. Die Unterarme werden mit den Handflächen nach unten in Schulterbreite parallel vorgestreckt. Die Handflächen liegen flach auf dem Boden. Heben Sie nun Brust und Kopf empor. Atmen Sie ruhig ein und aus. Üben Sie einen gleichmäßigen Druck auf die Arme aus. Unterarme und Ellenbogen sollen während der ganzen Übung auf dem Boden bleiben.
2. Bleiben Sie völlig konzentriert in dieser Stellung.
3. Entspannen Sie sich im Geist, und drehen Sie den Kopf nach hinten. Der Blick ist jetzt auf die rechte Ferse gerichtet. Stellen Sie sich bildlich vor, wie beim Einatmen die Luft am rechten Fuß eindringt, durch das Bein aufwärts streicht und, sich durch den ganzen Körper ausbreitend, bis in die Fingerspitzen strömt.
4. Beim Ausatmen soll die Luft in umgekehrter Richtung durch den Rumpf, das rechte Bein und über den rechten Fuß wieder ausströmen, wobei Sie auch diesen Weg im Geist mitgehen.

5. Drehen Sie jetzt den Kopf nach der anderen Seite, und lassen Sie nun den Atem im Gedanken durch die linke Körperseite über Fuß, Bein, Rumpf, Arm und zurück strömen.
6. Die gesamte Bewegungsabfolge soll insgesamt siebenmal wiederholt werden.

Sicherlich wird es die ersten Male schwierig sein, den Atem durch den Körper strömen zu fühlen. Üben Sie daher konsequent weiter, bis es klappt. Durch die Kombination von Atmung und tiefer Konzentration stimulieren Sie genau jene Meridiane, die in Beinen und Armen verlaufen und die oberen Körperteile mit Energie versorgen. Durch den Energiezustrom in die Gliedmaßen wird auch die Durchblutung gefördert.

Kinesiologie für den Autofahrer

Der moderne Straßenverkehr beschert dem Autofahrer beinahe das gesamte Spektrum an Streßfaktoren wie Alarmsituationen, Luftverschmutzung, Lärm und vergrößert darüber hinaus das zweite Grundübel der Gesellschaft auf Rädern: den eklatanten Bewegungsmangel. So ist Autofahren einerseits Schwerarbeit, wie es der Kybernetiker Professor Frederic Vester ausdrückt, andererseits bleibt der Körper dabei beinahe völlig inaktiv. Das führt zu einer Doppelbelastung, indem einerseits Streß erzeugt und andererseits seine Umsetzung in körperliche Leistung verhindert wird. Die Gefährdung liegt dabei vielfach in der Verkrampfung und zum Teil unnatürlichen Haltung hinter dem Lenkrad. Durch das nach vorne gebeugte Sitzen ist in besonderem Maße das Energiezentrum rund um den Nabel stark eingeschränkt und die Strömung daher weitgehend verlangsamt bzw. unterbrochen.

Um ein Auto sicher durch den Verkehr zu steuern, brauchen wir die volle Konzentration und müssen gleichzeitig Hunderte von Informationen aufnehmen, um sie in Sekundenschnelle zu verarbeiten und entsprechend zu reagieren. Dazu wird jede Menge Energie verbraucht. Energie, die aber bei vielen Menschen geschwächt und in ihrem Fluß durch den Körper behindert ist. Durch ungesundes Leben, falsche Ernährung, zu wenig Bewegung, Nikotin oder Alkohol und Berufsstreß beeinträchtigt, ist der Organismus in seinen natürlichen Rhythmen und Funktionen oftmals bereits durcheinandergeraten, wenn wir den Schlüssel ins Türschloß des Wagens stecken.

Noch dazu setzen sich die meisten Autofahrer mit einem ganzen Bündel an unverarbeiteten Problemen, die an ihnen nagen und die sie während der Fahrt zu lösen versuchen, hinter das Lenkrad. So vorbelastet, bedürfen sie noch größerer Anspannung, eines stärkeren Energieverbrauchs, um das vielfältige Verkehrsgeschehen zu meistern.

Daher sollten Sie sich auf jede Autofahrt – egal ob nur eine kurze Strecke im Verkehrsgewühl oder eine lange Überlandfahrt – entsprechend vorbereiten, um leistungsfähig, ausgeglichen und mit voller Energie dem Geschehen um Sic herum begegnen zu können.

Eine solche Vorbereitung würde auch die Aggressionen im Verkehr vermindern, die gerade durch einen Emotionsstau, der dann hinter dem Lenkrad eines PS-starken Fahrzeugs ausgelebt wird, fatale Folgen haben können. Ausgeglichene und „entstörte" Verkehrsteilnehmer sind überdies viel weniger unfallanfällig. Sie reagieren gelassen und bleiben cool.

Übungen und Tips

Erfahrene Kinesiologen empfehlen daher:

Übung zur Aggressionsverminderung

Reiben Sie zirka eine Minute lang mit zwei Fingern einer Hand den Nabel und gleichzeitig mit der anderen Hand die Punkte unterhalb der Schlüsselbeinhöcker. Damit bringen Sie den Energiefluß wieder in Fahrt.

Der Trick mit dem Kreuz

Um zu verhindern, daß eine Gehirnhälfte abschaltet, was zum Beispiel auf der Autobahn mit den ständig parallel laufenden Fahrbahnrändern leicht passieren kann, können Sie einen einfachen Trick anwenden:

Zeichnen Sie auf dem Inneren der Windschutzscheibe mit dem Finger ein X auf das Glas. Dieses Zeichen verhindert, daß sich eine der beiden Hemisphären ausklinkt. Dadurch werden beide Hälften aktiv, die Aufmerksamkeit, die Wachsamkeit erhöhen sich, man ist sicherer unterwegs.

Vor allem sollte man auf langen Strecken nicht „Kilometerfressen“, sondern nach etwa einer Stunde Fahrt eine kleine Pause einlegen, um die eigenen Batterien wieder aufladen zu können. Dabei helfen oft ganz einfache Maßnahmen. Etwa ein leichtes Reiben der Stirn, ein leichter Druck über den Augenbrauen. Hier gilt dasselbe, was wir bereits im Kapitel über die Aktivierung der Energie (Seite 33ff) besprochen haben.

Es muß wohl nicht extra erwähnt werden, daß man nicht mit vollem Magen losfahren soll und es nützlich ist, während der Fahrt den Nacken ein wenig zu massieren, Streckbewegungen und Nackenrollen auszuführen.

Für jeden Kraftfahrer ist gute Sicht unerläßlich. Aus diesem Grund wird empfohlen, bereits vor Antritt der Fahrt Augenübungen zu machen, die man dann während einer Rast, aber auch unterwegs des öfteren durchführen kann, falls im Streß des Straßenverkehrs einmal die Sehschärfe nachläßt.

Mudra gegen Rückenschmerzen

Schmerzt Sie während einer langen Fahrt der Rücken, wird der beidhändige *Fingermodus Rückenbeschwerden* sicher

Abhilfe bringen. Legen Sie dazu rechts Daumen, Mittel- und kleinen Finger aneinander. Links positionieren Sie das Daumenendglied auf den Zeigefingernagel. Halten Sie diese Stellung vier Minuten lang. Machen Sie dieses Mudra viermal täglich, und halten Sie mindestens fünf Minuten dazwischen Abstand.

Autofahrer wissen es aus leidvoller eigener Erfahrung: Einer der neuralgischen Punkte des Homo motoricus ist der Schultergürtel. Verspannungen in diesem Bereich treten natürlich nicht nur bei Kraftfahrzeuglenkern auf, man findet sie genauso bei Bürohengsten.

Mudra Schultergürtel

Dieser Modus unterstützt nicht nur die Schulterregion, sondern wirkt sich generell günstig auf den Energiehaushalt aus. Er wird ebenfalls mit beiden Händen durchgeführt. Die Stellung der rechten Hand: Daumen, Zeige- und Ringfinger zusammenlegen. Links legen Sie das Daumenendglied auf den Mittelfingernagel. Vier Minuten lang in dieser Fingerstellung verweilen, viermal täglich wiederholen und fünf Minuten Abstand halten.

Mudra Halswirbel

Der Griff nach dem Nacken ist einer der häufigsten während einer Autofahrt. Muskelverspannungen und Schmerzen der Halswirbelsäule sind der Grund dafür. Dem kann man mit dem *Mudra Halswirbel* entgegenwirken.

Legen Sie den Ringfinger der linken Hand auf die Daumenwurzel, den kleinen Finger auf den Daumennagel, den Mittelfinger auf das erste Daumengelenk und den Zeigefinger auf die Daumengrube. In dieser Weise halten Sie Ihre linke Hand vier Minuten lang. Machen Sie die Übung dreimal täglich. Sie sollten zwischen den einzelnen Wiederholungen allerdings gut eine Dreiviertelstunde verstreichen lassen.

Mudra Beinenergie

Um die Beinenergie zu fördern, genügt es nicht, Pausen einzuschalten, um die Füße zu vertreten. Sie können zusätzlich etwas tun, um die während der Autofahrt weitgehend arbeitslosen Beine wieder mit Energie zu versorgen. Wenden Sie das *Mudra Beinenergie* an:

Legen Sie die Daumen der beiden Hände aneinander, den rechten Ringfinger an den linken Zeigefinger, den rechten kleinen Finger an den linken Mittelfinger. Die Spitze des linken Ringfingers kommt bei diesem Mudra an das dritte rechte Gelenk (Richtung Handinnenseite) des kleinen Fingers zu liegen. Sieben Minuten lang sollte diese Stellung beibehalten werden. Täglich fünfmal wiederholen. Zwischen den Wiederholungen sollte ein zeitlicher Abstand von mindestens einer Viertelstunde bestehen.

Haben Sie schon einmal Ihren autofahrenden Zeitgenossen genau auf die Finger geschaut? Dann wird Ihnen sicher aufgefallen sein, daß so mancher Autofahrer seine Hände über dem Lenkrad in Art dieses Modus verschränkt hält.

Wie dieses Beispiel zeigt, sind Finger-Mudras und auch die kinesiologischen Übungen, die in diesem Buch beschrieben sind, natürliche Verhaltensweisen, die nicht selten unbewußt durchgeführt werden.

Der Körper weiß, was er braucht, was ihm guttut, nur hören die wenigsten Menschen auf diese Signale aus ihrem Inneren.

Gewichtskontrolle mit Kinesiologie

Hippokrates, der „Vater der abendländischen Medizin", postulierte bereits: Der Mensch ist ein Teil des Kosmos und wird beeinflußt von Wind, Wetter, Wasser, Örtlichkeit und Nahrung. So wurde erstmals die Nahrung als eine der Säulen der Gesundheit in die Medizin eingeführt, was nach wie vor seine Gültigkeit hat. Dennoch scheint dieses Postulat keineswegs ernst genommen zu werden. Wie Ernährungsstatistiken zeigen, ist der jährliche Konsum von Getreideprodukten in den hochtechnisierten Ländern zwischen 1935 und 1980 von 110 Kilogramm auf 67 Kilo pro Kopf abgesunken. Der Fleischverzehr stieg hingegen im selben Zeitraum von 53 auf 90 Kilogramm an (siehe auch: *Die richtige Ernährung* Seite 99ff).

Allein diese Zahlen sollten nachdenklich machen. Sehen wir uns aber die Last des Übergewichtes für ein einziges Land an, stoßen wir auf eine schier unglaubliche Zahl. So haben Wiener Sozialmediziner einmal berechnet, daß alle Österreicher zusammengenommen rund 20 Millionen Kilogramm zu schwer sind, jeder einzelne also an die drei Kilogramm zuviel auf die Waage bringt.

Diesem Zahlenspiel muß allerdings hinzugefügt werden: Bis zu zehn Kilogramm über dem Normalgewicht sind für einen gesunden Menschen noch halbwegs ohne Schaden zu verkraften. Alles, was darüber liegt, erhöht jedoch das gesundheitliche Risiko beträchtlich.

Die Fehler der Radikalkuren

Kein Wunder also, daß angesichts von rund 65 Prozent Übergewichtigen in der europäischen Bevölkerung der Büchermarkt von Diätratgebern überschwemmt ist. Jeder Autor schwört Stein und Bein, daß die von ihm propagierte Ernährungsweise endlich den heißersehnten Wunsch erfüllt, gründlich abzuspecken. Und dennoch scheint es den wenigsten Menschen zu gelingen, wirklich dauerhaft abzunehmen.

Das mag an der fehlenden Konsequenz liegen, an körperlichen Gegebenheiten oder ganz einfach daran, daß man den Hebel am falschen Ende ansetzt, weil man nicht mit Herz und Seele dabei ist. Oder schlicht und einfach: Mitten im Berufsleben ist es vielfach schier unmöglich, sich an die Anweisungen der Diät-Spezialisten zu halten und genau die Speisen zu sich zu nehmen, die vorgeschlagen werden.

Der Jo-Jo-Effekt

Außerdem, das haben schon viele Abmagerungswillige am eigenen Leib erfahren, sinkt das Gewicht zwar, solange man sich strikt an die Diätanweisung hält. Doch kaum ist die Roßkur zu Ende, stürzen sich die meisten Menschen mit einem wahren Heißhunger auf alles Eßbare – und flugs verteilen sich die mühsam abgehungerten Pfunde wieder um Bauch und Hüften.

Nur zu oft hört man das Scherzwort: „Abnehmen ist ganz leicht, ich habe es schon 20mal versucht – schlank zu bleiben ist mir freilich bisher nicht gelungen."

Der Grund: Kaum eine der vielen Diäten setzt bei der Grundfunktion allen Lebens an – dem Energiehaushalt, der in Ordnung gebracht werden muß, um dem Körper überhaupt eine Chance zu geben, mit überflüssigem Fett fertigzuwerden. Ein Organismus, der mit gebremster Energie arbeitet, kann die ihm zugeführten Nahrungsstoffe nämlich nur mangelhaft verwerten, er lagert sie als Depotfett ab.

Darüber hinaus leiden – in einer Zeit des Wohlstandes und der Überernährung – immer noch Menschen Mangel an essentiellen Nährstoffen, an Spurenelementen und auch an Vitaminen.

Aus dieser Sicht wird jedenfalls eines klar: Durch Abnehmen allein ist nur wenig für einen geschwächten Energiefluß getan. Es findet zwar eine gewisse Entlastung statt – das Grundübel wird davon aber nicht berührt, geschweige denn aus der Welt geschafft, zumal die Hungerei auch für das „Seelenkostüm“ letztlich wenig bringt. Denn sich kasteien müssen ist der guten Laune, dem inneren Lächeln, kaum zuträglich.

Der kinesiologische Weg führt daher nicht über strenge Regeln der Kost, sondern über die Förderung der Abwehrkraft (= Immunität) des Körpers.

Man sollte aber keine Wunder von einem Tag auf den anderen erwarten. Übergewicht, das im Laufe der Jahre angegessen wurde, kann nicht von heute auf morgen verschwinden. Genausowenig wie ein gestörter Energiehaushalt über Nacht repariert werden kann. Dazu braucht man schon Geduld und auch Hartnäckigkeit im Üben sowie den Willen, sich an die Ernährungsregeln der Kinesiologie zu halten.

Krank durch Übergewicht

Eine Gewichtsreduktion ist aus mehreren Gründen sinnvoll. Erstens rangiert unter den Folgen der Fettsucht die Arterienverkalkung an erster Stelle. Durch sie droht in besonderem Maße der Hirnschlag. Sind jedoch die Gefäße des Herzens verkalkt, kann das direkt in den nicht selten tödlich verlaufenden Herzinfarkt münden.

Ein Zuviel an Körpergewicht bedeutet aber auch für das Herz ein Mehr an Arbeit, eine verstärkte Pumptätigkeit. Also eine Mehrbelastung des Herzmuskels, eine Schwächung der „Pumpe".

Andererseits muß mehr Blut durch den Körper gepumpt werden, um alle Organe zu versorgen. Da sich das Adernnetz aber nicht vermehren kann, führt eine Überforderung zu einer Ausdehnung der Gefäße und deren Schädigung.

Gleichzeitig hat auch die Wirbelsäule unter dem übermäßigen Gewicht zu leiden, weil sie damit überfordert wird. Und auch das übrige Skelett kann seiner tragenden Rolle mitunter nicht mehr gerecht werden.

Starkes Übergewicht macht überdies träge und geistig müde.

Außerdem neigen Dicke zu Bluthochdruck, bei ihnen finden sich auch oft Gallensteine.

Damit nicht genug: Fettleibigkeit führt – über Jahrzehnte hinweg – sehr oft direkt in die Zuckerkrankheit. Der Grundstein dazu wird meist schon in der Kindheit gelegt – durch falsche Ernährung, zu wenig Bewegung und daraus resultierendem Übergewicht schon im zartesten Alter.

Richtig abnehmen

Wenn Sie ständig Probleme mit Ihrem Gewicht haben, sollten Sie daher nicht nach einer „Wunderdiät“ suchen, die es nie geben kann. Es geht vielmehr darum, die Voraussetzungen für ein gezieltes und vor allem dauerhaftes Abnehmen zu schaffen. Diät ist etwas für Kranke und gehört in die Hände eines Arztes, der sie verordnen muß. Gesunde Menschen brauchen keine spezielle Diät.

Was sie brauchen, sind vielmehr einige Bausteine eines Gesundheitsmosaiks. Wie wir im Kapitel *Die richtige Ernährung* (siehe Seite 99ff) schon dargelegt haben, sind das Kohlenhydrate, Eiweißstoffe, Fette, Ballaststoffe, Vitamine, Spurenelemente, Mineralstoffe. Fehlt einer dieser Bausteine, von denen jeder für sich für die richtige Komposition der Gesamtenergie sorgt, kann der Körper seine Funktionen nicht mehr optimal erfüllen.

Eine der möglichen Folgen: Es entstehen Fettpolster, das Zuviel wird in Körperumfang – und damit in eine Gesundheitsbeeinträchtigung – umgelegt.

Kinesiologische Hilfe

Durch Drücken und leichtes Massieren von Akupunktur-Punkten (etwa eine halbe Minute lang) können Sie die Voraussetzungen für eine natürliche Regulation des Körpergewichts schaffen.

Das sind beispielsweise folgende Punkte:

KG17

Er liegt zwischen den Brustwarzen genau in der Mitte des Brustbeines und wird in der chinesischen Medizin „Meisterpunkt der Atmung“ genannt.

KG12

Diesen Punkt finden Sie leicht, indem Sie sich vom Brustbein bis zum Nabel eine durchgehende Linie vorstellen und dann im Geist die Strecke zwischen Nabel und unterem Ende des Brustbeines halbieren. Der Punkt liegt genau in der Mitte und wird „Mittlerer Kanal“ genannt. Er ist für die Verdauung von entscheidender Bedeutung, und ihn zu massieren reduziert das Hungergefühl. Der Grund: Eine Stärkung der Verdauungsfunktion sorgt dafür, daß besser verdaut wird, daß also für den Körper wichtige Substanzen besser verarbeitet und umgesetzt werden. Damit läßt das Hungergefühl automatisch nach, weil das, was angeboten wurde, auch bestens aufgearbeitet wird und keine Defizite entstehen, die uns wieder hungrig werden lassen.

Di4

Dieser Punkt befindet sich auf dem Handrücken zwischen dem ersten und zweiten Mittelhandknochen, also auf der Verlängerung des Daumens und des Zeigefingers. Pressen Sie diese beiden Finger fest aneinander, tritt ein Muskelwulst hervor. Mit einem Druck auf den höchsten Punkt des Muskelwulstes stimulieren Sie genau diesen Punkt, der „Dickdarm“ heißt und daher Di4 abgekürzt wird.

Darüber hinaus können Sie auch noch Übungen zur Gewichtsreduktion durchführen, die von chinesischen Medizinern besonders empfohlen werden:

Übung zur Gewichtsreduktion

Teil eins:
Stellen Sie sich aufrecht an eine Wand, so daß Sie mit Fersen, Gesäß, der oberen Rückenpartie und dem Kopf die Wand berühren.

Atmen Sie durch die Nase ein, strecken Sie sich währenddessen, und ziehen Sie den Bauch möglichst stark ein, damit sich der Brustkorb weit herauswölben kann. Dabei lassen Sie die Arme herunterhängen. Durch das tiefe Einatmen spüren Sie, wie Ihre Schultern breit werden und gegen die Wand drücken.

Atmen Sie nun möglichst schnell durch den Mund aus. Drücken Sie den Bauch heraus, und blasen Sie die ganze Luft kräftig aus den Lungen. Während des Ausatmens strafft sich der ganze Körper.

Diese Übung sollten Sie sieben- bis zwölfmal hintereinander ausführen. Tun Sie das wirklich konsequent, werden Sie nach einiger Zeit befriedigt feststellen, daß die gesamte Bauchmuskulatur straffer und kräftiger wird und an Spannkraft zunimmt. Das ist ein Zeichen dafür, daß überflüssiges Fett und Gewebe abgebaut wurde.

Teil zwei:
Die Übung zur Gewichtsreduktion hat aber noch einen zweiten Teil, auf den Sie keineswegs verzichten und den Sie im Anschluß an den eben geschilderten ersten Übungsteil ausführen sollten.

Treten Sie von der Wand weg, und heben Sie die Fersen möglichst hoch, so daß Sie auf die Zehen und Zehenballen zu stehen kommen. Halten Sie den Rücken gerade, und beugen Sie leicht die Knie – so, als wollten Sie sich auf einen Stuhl setzen. Die Arme halten Sie in einem Winkel von 45 Grad vom Körper abgestreckt. In dieser Haltung sollten Sie bis zu 20 Sekunden (mehr schadet nicht) verweilen und dabei gleichmäßig atmen.

Mit Teil zwei der Anti-Übergewichts-Übung kräftigen Sie gleichzeitig die Oberschenkel, Waden und Knöchel. Sie verstärkt aber auch die Bauchmuskulatur, verbessert die Durchblutung der Beine und des Rumpfes und kräftigt überdies den Rücken. Stimuliert werden durch diese Übung außerdem gleich drei Meridiane, nämlich der Blasen-, Gallenblasen- und Magenmeridian.

Da diese Meridiane an den Beinen entlang verlaufen, senkt diese Übung den Blutdruck und verringert Wasseransammlungen im Körper.

Machen Sie immer beide Teile der Übung, sie ergänzen einander und tragen wesentlich zur Harmonisierung bei.

Auf jeden Fall sollte aber die Ursache von Übergewicht durch einen Arzt abgeklärt werden. Liegt vielleicht ein organisches Gebrechen vor, so kann das durchaus zu schwerwiegenden Folgen führen, wenn es nicht rechtzeitig und sachgerecht behandelt wird.

Bitte beachten Sie unbedingt: Weder Kinesiologie noch chinesische Heilkunst können das verordnete Medikament oder den Arzt ersetzen. Sie können aber, richtig und verantwortungsbewußt angewandt, den Gesundungsprozeß fördern und dem Körper die Kraft geben, ihm innewohnende Selbstheilungskräfte zu mobilisieren, und damit die Bemühungen des Arztes wirkungsvoll unterstützen.

Schach der Wetterfühligkeit

„Mir geht es heute gar nicht gut, ich spür' das Wetter." Dieser oft gehörte Stoßseufzer zielt allerdings in die falsche Richtung. Denn schuld ist sicher nicht das Wetter an so mancher Unpäßlichkeit. Im Gegenteil: Das Wetter ist besser als sein Ruf.

Aber was bewirkt ein Wetterumschwung?

Er kann nur Vorhandenes verstärken. Zum Beispiel einen niedrigen Blutdruck beeinflussen oder eine bereits vorhandene Migräne zu unerträglichem Hämmern werden lassen.

Was tut das Wetter?

Das Wetter verstärkt also nur Schwächen, macht Defizite spürbar. Eine Frontenänderung – ob nun eine Kaltfront oder eine Warmfront im Anzug ist – bewirkt nur folgendes: Sie macht uns auf „wechselhaftes Wetter" in uns selbst aufmerksam, darauf, daß in unserem Energiehaushalt nicht alles zum besten steht.

Und da ist der Hebel auch anzusetzen. Denn das klimatische Innenleben läßt sich ändern. Das Wetter leider nicht.

Doch was ist zu tun?

Die Antwort lautet: Den Energiehaushalt wieder in Ordnung bringen. Aber das ist leichter gesagt als getan, denn: Ein Patentrezept für jedermann gibt es nicht.

Eines aber kann jeder: durch richtige Bewegungen jene Meridiane aktivieren, die durch einen Umschwung in den Wetterverhältnissen stark belastet werden.

Besonders arg empfinden viele Menschen eine sich verändernde meteorologische Situation im Frühjahr. Also dann, wenn sich über den trüben Winter hinweg Schlacken im Körper festgesetzt haben, wenn daraufhin die Energieströme langsamer werden, es zu Störungen an den Leitmeridianen kommt.

Das alles läßt uns verkrampft werden. Hand in Hand damit geht aber auch eine Verkrampfung und Einschränkung der Atmung – weniger Sauerstoff, weniger Energie gelangt zu den Körperzellen.

Wetterbedingte Beschwerden

Temperatur-, Luftdruck-, Luftfeuchtigkeitsänderungen wirken in vielfältiger Weise auf die Körperfunktionen ein – oder, wie schon gesagt, bringen vieles zutage, was uns sonst nicht in diesem Ausmaß aufgefallen wäre. Der Arzt und Medizinmeteorologe Volker Faust zählt in seinem Buch „Wetterfühligkeit“ eine lange Liste von „wetterbedingten“ Beschwerden auf. Angefangen bei Herzbeklemmung („Angina pectoris“), Blinddarmentzündung, Bronchitis, Gallenblasenentzündung reichen die wetterabhängigen Gesundheitsbeeinträchtigungen über Gefäßkopfschmerz, Herzinfarkt, Überfunktion der Schilddrüse, Blutdruckprobleme bis zu Magengeschwüren, Nervenstörungen und Rheumatismus.

Beeinflußt werden durch die Wetterlage auch eine Fülle physiologischer Faktoren wie: Blutgerinnungszeit, Blutdruckverhalten, Blutzuckerspiegel, Gehirndurchblutung, Gehalt an Spurenelementen und Salzen in den Körperflüssigkeiten, Gewebedurchlässigkeit, Herzschlagfolge, Zahl der weißen und roten Blutkörperchen, Körpertemperatur, Produktion und Ausschüttung bestimmter Hormone, Reinigungs- und Ausscheidungsleistung innerer Organe wie Leber und Niere, Aktivität der körpereigenen Immunabwehr, Spannung der Skelettmuskulatur und noch einiges mehr.

So hilft die Kinesiologie

Das alles macht auf Sie vielleicht den Eindruck, als wären willkürlich aus einem Lehrbuch der Medizin Kapitelüberschriften abgeschrieben worden. Die lange Aufzählung zeigt aber: Durch das moderne, hasterfüllte, streßreiche Leben, unregelmäßige, falsche Ernährung, zu wenig Bewegung, falsches Atmen, durch den Genuß von Suchtgiften wie Alkohol oder Nikotin werden vielfach Grundsteine zu Imbalancen gelegt, die bei Änderungen der meterologischen Bedingungen zum Vorschein kommen bzw. verstärkt werden. Daraus geht aber auch hervor, daß in kaum einem Fall eine wirklich monokausale (auf einen Auslöser zurückzuführende) Ursache vorhanden ist. Daß der Körper, wie schon mehrfach gesagt, ein vernetztes System ist, in dem durch Bewegung eines Netzknotens eine Vielzahl von Netzmaschen in Bewegung gerät und in dem immer Pro- und Kontrakräfte wirken, die sich im gesunden, ausgeglichenen Zustand die Waage halten.

Daher geht es der Kinesiologie auch nicht in erster Linie darum, etwa eine durch Wetterverhältnisse verstärkte Migräne zu lindern, sondern darum, den gestörten Energietransport entlang der Meridiane in Fluß zu bringen und so die vorhandenen Störungen aus sich selbst heraus zu beheben.

Kein Patentrezept

Das ist auch der tiefere Grund, weshalb es kein Patentrezept geben kann, sich gegen ein Leiden allein wie etwa Übelkeit, Kopfweh, Magenschmerzen oder ähnliches zu wappnen – so wie es üblicherweise das Wirkprinzip von Pillen ist.

Wir können jedoch die inneren Organe in ihrer Funktion unterstützen und sie durch Massage der Meridiane mit der nötigen Energie versorgen, um mit den Unbilden des Wetters besser fertigzuwerden. Etwa durch Massage an der Innenseite des Oberschenkels, denn dort treffen jene Meridiane zusammen, die Leber, Bauchspeicheldrüse und Nieren regulieren. Diese Meridiane versorgen die obere Körperhälfte mit Energie.

Die Meridiane für die Energieversorgung von Gallenblase, Harnblase und Magen ziehen hingegen an der Außenseite der Beine abwärts.

Meridianmassage I

Folgende Übung können Sie im Stehen, Sitzen oder Liegen ausführen.

Legen Sie die Handflächen in Knöchelhöhe an die Innenseite der Beine, und streichen Sie langsam an der Beininnenseite über die Knie und Oberschenkel aufwärts bis zum Ansatz der Beine am Rumpf. Diese aufwärtsstreichende Übung sollte mindestens zwölfmal wiederholt werden. Wenn die Massage richtig durchgeführt wird, nämlich mit nur wenig Druck, empfinden Sie ein leichtes Wärmegefühl.

Meridianmassage II

Nun lassen Sie die abwärtssteigende Massage folgen. Damit fördern Sie alle Organe, die am Harnblasen-, Gallenblasen- und Magenmeridian liegen. Sie können diese Übung ebenso wie die erste im Stehen, Liegen oder Sitzen durchführen. Die Vorgangsweise ist folgende:

Legen Sie die Handflächen oben an die Außenseite der Oberschenkel, ziehen Sie mit leichtem Druck die Hände an

der Außenseite der Beine in gleichmäßiger Bewegung über die Knie und die Wade abwärts bis zu den Knöcheln.
Auch diese Bewegung sollten Sie ein dutzendmal ausführen.

Während beider Übungen soll ganz normal geatmet werden. Die beste Zeit für die Ausführung ist der frühe Morgen, gleich nach dem Aufwachen im Bett liegend oder unmittelbar nach dem Aufstehen.

Meridianmassage III

Um auch in der oberen Körperhälfte Energie zu tanken, massieren Sie die Arme nach folgendem Schema:

Umfassen Sie mit der linken Hand die Innenseite des rechten Oberarms, führen Sie die Hand unter leichtem, gleichmäßigem Druck an der Arminnenseite über die Armbeuge abwärts bis zu den Fingerspitzen.

Das Gleiche wird dann in umgekehrter Richtung vollführt – von den Fingerspitzen bis zur Schulter. Danach kommt der linke Arm an die Reihe, bei dem in identischer Weise verfahren wird – jeweils hinauf und hinunter.

Auch diese Massagen sollten zwölfmal durchgeführt werden.

Damit stimulieren Sie den Herz-, Lungen- und Kreislaufmeridian sowie den Drei-Erwärmer- (zieht den linken Arm entlang), den Dickdarm- und Dünndarmmeridian.
So gestärkt und energetisch fit, überstehen wetterempfindliche Menschen meteorologische Krisen leichter und schöpfen gleichzeitig Kraft für den ganzen Tag.

Mudra gegen Wetterfühligkeit

Auch der *Wetterfühligkeit-Fingermodus* ist hilfreich. Dazu brauchen Sie beide Hände. Die Stellung der Finger der rechten Hand ist folgende: Daumenspitze auf inneren Ringfingerfalz legen, den Zeigefinger auf das erste Daumenglied.

Links legen Sie den Daumen und den kleinen Finger aneinander. Diese Übung sollte zweimal täglich je drei Minuten durchgeführt werden.

Mudra gegen Kopfschmerzen

Leiden Sie durch einen Wechsel von Wetterfronten besonders stark an Kopfschmerzen, wenden Sie – auch als Vorbeugung – diesen Fingermodus an:

Daumen, Mittel- und Zeigefinger der rechten Hand zusammenlegen. Den Daumen der linken Hand seitlich auf das dritte Zeigefingerglied legen, den Ringfinger auf die Daumenwurzel.

Diese Stellung sieben Minuten beibehalten und zweimal täglich durchführen. Ein Mindestabstand von sieben Minuten sollte eingehalten werden.

Kinesiologie für Schüler

Die in diesem Buch angeführten Übungen sind sowohl für Erwachsene als auch für Kinder geeignet. Dr. Paul Dennison hat darüber hinaus auch Programme speziell für Schulkinder zur besseren Bewältigung des Schulalltags entwickelt, die von erfahreren Pädagogen bereits erfolgreich im Unterricht angewendet und den jeweiligen Bedürfnissen in der Schulklasse angepaßt wurden. Die hier speziell vorgestellten Übungen für Schüler haben das Hauptziel, daß den Kindern das Lernen mehr Freude macht, sie ohne Blockaden an den Lernstoff herangehen können.

In den USA entwickelt, ist die Edu-Kinesthetik mittlerweile auch schon in weiten Teilen Europas bekannt und wird sowohl von Lehrern als auch Schülern begeistert angenommen. Denn damit können auf einfache Weise Blockierungen im Energiekreislauf aufgelöst und Lernbehinderungen überwunden werden. Ein wichtiger Aspekt ist dabei die Integration der Gehirnhälften und die dafür beschriebenen Übungen. So beeinträchtigt etwa das „Abblocken“ der rechten Gehirnhälfte die Fähigkeit, flüssig lesen und schreiben zu können. Um das zu erreichen, wird die Cross-Crawl-Übung eingesetzt.

Die Edu-Kinesthetik hilft mit, das Potential eines Schülers zu maximieren, indem Blockaden beseitigt und Streß abgebaut werden.

Übungen

Zum Abbau von Müdigkeit und zur Steigerung der Konzentration

Erd-, Raum- und **Gehirnknöpfe** aktivieren (Seite 48, 50, 47), **Denkmütze** (Seite 81), **Cross-Crawl** (Seite 73).

Außerdem sollten die Kinder vor absehbaren Streßsituationen reichlich Wasser trinken und auch Obst essen, da dieses einen hohen Wassergehalt hat.

Zum Abbau von emotionalem Streß

Cook-Übung (Seite 51) – gekoppelt mit Affirmationen (verstärkenden Vorstellungen), **Aktivieren der Positiven Punkte** (Seite 80), Wassertrinken, **Inneres Lächeln** (Seite 42), Einschalten der **Raumknöpfe** (Seite 50), **Cross-Crawl** (Seite 73), **Gehirnknöpfe** (Seite 47), **Augen-Achten** (Seite 82).

Für schnelles Lesen und Verstehen eines Textes

Einschalten der **Gehirn-, Erd-** und **Raumknöpfe** (Seite 47, 48, 50), **Augen-Achten** (Seite 82), **Denkmütze** (Seite 81), **Cross-Crawl-Übung** (Seite 73), **Elefant** (Seite 83), **Energiegähnen** (Seite 82). Energiegähnen aktiviert den Kreislauf und verbessert die energetische Versorgung des Gehirns.

Einschalten der **Gehirn-** und **Erdknöpfe** (Seite 47, 48). Diese letztgenannte Übung funktioniert übrigens auch, ohne den Körper zu berühren. Das geht so: Man streicht mit der Hand in der Körpermitte vom Schambein bis zur Unterlippe hoch, so als würde man einen Reißverschluß schließen.

Beispiel A
Ein Schüler kann nicht fließend lesen, weil seine Augen dem Text nicht Zeile für Zeile folgen können, sondern rastlos über das bedruckte Papier wandern.

Als Übungen, dies zu lindern, werden empfohlen: Einschalten der **Gehirnknöpfe** (Seite 47), Aktivieren der **Positiven Punkte** (Seite 80), **Cook-Übung** (Seite 51), **Augen-Achten** (Seite 82), **Elefant** (Seite 83) und **Cross-Crawl** (Seite 73).

Beispiel B
Ein Text wird nur mühsam behalten und geistig verarbeitet, an den Inhalt des Gelesenen kann sich das Kind kurz nach dem Lesen kaum mehr erinnern.

Hier helfen beispielsweise folgende Übungen: **Gehirnknöpfe** (Seite 47), **Erd-** und **Raumknöpfe** einschalten (Seite 48, 50), **Cross-Crawl** (Seite 73), **Dirigent** (Seite 154).

Zur Verbesserung der Schreibschrift und der Augenkoordination

Nackenrollen (Seite 84), **Eule-Übung** (Seite 82), **Elefant** (Seite 83), Einschalten der **Gehirnknöpfe** (Seite 47), **Dirigent** (Seite 154).

Dirigent-Übung

Diese Übung hilft dem Kind, sich besser im Raum zurechtzufinden und leichter zu schreiben. Dazu soll sich das Kind bequem hinstellen und mit beiden Händen gleichzeitig Figuren in die Luft malen, so wie es der Dirigent eines Orchesters tut. Bei der sowohl für das Schreiben als auch für müheloses Lesen entwickelten Übung werden zuerst liegende Achten in die Luft gemalt, aus denen dann Kleinbuchstaben wie zum Beispiel a, c, g, o, s usw. werden.

Um eine schlechte Schreibhaltung – etwa mit schräg gehaltenem Kopf beinahe über dem Blatt liegend – zu korrigieren, rät Dennison zu folgenden einfachen Maßnahmen:

Rücken Sie das Schreibpapier mehr in die Mitte, wenn der Schüler es seitlich gelegt hat. Achten Sie darauf, daß der Schreibende seinen Kopf aufrecht hält, ungefähr 50 Zentimeter vom Blatt entfernt. Bleistift, Kugelschreiber oder Füllfeder sollten locker mit nach innen gedrehter Hand gehalten werden, so daß die Spitze des Schreibgeräts sichtbar ist.

Für die Mathematikstunde

Einschalten der **Positiven Punkte** (Seite 80), der **Raumknöpfe** (Seite 50), der **Gehirnknöpfe** (Seite 47).

Für die erste Übung müssen nicht unbedingt die Punkte berührt werden.

Eine andere Variante ist: Eine Hand auf die Stirn legen, die andere auf den Hinterkopf.

Oder: Die Positiven Punkte halten und mit den Augen (offen oder geschlossen) Kreise in beide Richtungen beschreiben.

Meditations- und Entspannungstechniken

Die Ärzte, die das System der Kinesiologie als erste erarbeiteten, haben sich vor allem auf den Muskeltest konzentriert und auf die Regulation des Energiehaushalts. Erst später, als die Kinesiologie ausgebaut und erweitert wurde, flossen auch Elemente aus dem südostasiatischen Raum mit ein. Wie wir bereits erfahren haben, spielen dabei die Akupunkturmeridiane der chinesischen Medizin eine entscheidende Rolle.

Der Mensch als Einheit

Da Kinesiologie aber eine ganzheitliche Methode ist, die nicht nur Defekte im Gleichgewicht des Körpers erfaßt, sondern den ganzen Menschen mit Leib und Seele, dürfen dabei auch Entspannungs- und Meditationstechniken nicht zu kurz kommen.

Gleich vorweg: Jeder muß die Technik finden, die zu ihm paßt. So wird dem einen Yoga zusagen, während ein anderer damit nicht zurechtkommt. Ein anderer wird mit dem autogenen Training Ruhe, Entspannung und Kontrolle über seinen Körper finden, wieder ein anderer wird das Psychohygienetraining, wie es Dr. Hannes Lindemann in seinem Buch „Einfach entspannen" vorschlägt, als haargenau richtig für sich erkennen.

Eines aber haben alle diese Techniken gemeinsam: Sie helfen uns, mit Hektik und Streß besser fertigzuwerden, innere Ausgeglichenheit zu finden und damit auch die Kinesiologie mit noch mehr Nutzen anwenden zu können.

Ebenfalls gilt: Mit einigen wenigen Sitzungen, so schnell zwischendurch, ist es nicht getan. Da wird sich kein Erfolgserlebnis einstellen. Erfahrene Yogis haben ihre Meditationserlebnisse auch nicht von heute auf morgen erlernt. Oft dauerte es viele Jahre, ehe sie so weit waren.

So berichtet etwa Pandit Gopi Krishna, daß er erst nach 17 Jahren täglichen Meditierens den Durchbruch hatte zu jener psychisch-physischen Kraft, die die Inder Kundalini nennen. Dieses Beispiel soll Ihnen aber keineswegs den Mut nehmen, überhaupt damit zu beginnen. Sie müssen ja nicht gleich ein großer Meister werden wollen. Für den Alltag und zur besseren Bewältigung von Streßsituationen brauchen Sie auch gar nicht die Meisterschaft eines wahren Yogi. Daß aber offensichtlich auch in den westlichen Industrieländern ein echtes Bedürfnis nach innerer Einkehr besteht, zeigt sich daran, daß im Westen grob geschätzt rund vier Millionen Menschen Meditations- und Yogaübungen durchführen.

Nur ständiges Üben führt ans Ziel

Genauso verhält es sich mit den Entspannungstechniken. Darüber gibt es zwar keine konkreten Zahlen, doch allein die Bücher, die jährlich zu diesem Themenkreis erscheinen, belegen ein Bedürfnis der Leser nach derartigen Praktiken. Aber vergessen Sie nie: Nur ständiges Üben führt ans Ziel. Und die positive geistige Einstellung zu der Technik, für die Sie sich entscheiden. Sind die Grundlagen der Übungen einmal in Fleisch und Blut übergegangen, dann kommt die Entspannung fast auf Knopfdruck und kann jederzeit positiv eingesetzt werden.

Was ist Meditation?

Über Meditation wurde schon sehr viel gesagt und noch mehr gemunkelt. Was aber ist Meditation wirklich, was kann sie bewirken? Dazu stellt Ekwat Easwaran, der aus einer angesehenen Hindufamilie stammende Leiter eines renommierten Meditationszentrums in Berkeley, Kalifornien, fest: „Zuallererst hat Meditation nichts mit Okkultem, mit Paranormalem zu tun. Meditation bedeutet aber auch nicht, den Geist völlig zu entleeren. Meditation kann auch nicht mit irgendeiner Art von Hypnose oder einem Zustand der Empfänglichkeit für Suggestion gleichgesetzt werden. Meditation ist nichts dergleichen. Meditation ist vielmehr eine systematische Technik, die es uns ermöglicht, unsere latente Geisteskraft in den Griff zu bekommen und uns aufs höchste zu konzentrieren. Sie besteht im Trainieren des Geistes, vor allem der Aufmerksamkeit und des Willens, damit wir, von der Oberflächenebene des Bewußtseins ausgehend, eine Reise in die wahren Tiefen antreten können."

Der indische Meditationsexperte faßt zusammen: „Wo auch immer wir stehen, was auch immer unsere Stärken und Verpflichtungen sind, welche Vorbehalte wir haben: Meditation kann helfen… und zwar jetzt."

Die drei Etappen der Meditation

Richtige Meditation, so Easwaran, läuft in drei Etappen ab: In der *ersten Etappe* entdecken wir durch Erfahrung, daß wir nicht unser Körper sind. Das hat zur Folge: Man sieht nicht mehr schwarze, braune oder weiße Menschen, sondern nur Menschen, die alle schön gefärbte Jacken tragen. Dabei entwickelt man laut Easwaran auch die Fähigkeit, die Bedürfnisse des Leibes sowie die richtige Art ihrer Befriedigung klar zu erkennen. Diese erste Meditationsetappe bringt eine wichtige Erkenntnis: Der Körper ist ein Gewand, das wir tragen, ein Vehikel, mit dem wir uns fortbewegen.

In der *zweiten Etappe* kommt, wie es der indische Meister ausdrückt, die überraschende Erkenntnis: Wir sind auch nicht unser Geist. Wir lernen nicht nur, dem Geist Anweisungen zu geben, sondern auch, daß er gehorcht. Diese Sichtweise bringt eine kostbare Distanz, einen Abstand, von den Problemen des Körpers gleichermaßen wie von denen des Geistes.

„In der *dritten Etappe* der geistigen Reise", fährt Easwaran fort, „erleben wir den großartigen Höhepunkt der Meditation und machen die bedeutsamste Entdeckung, die einem Menschen möglich ist: Wir entdecken, wer wir wirklich sind." In diesem Zustand der Vertiefung entdeckt man nämlich, daß alle unbedeutenden persönlichen Sehnsüchte, alles Hungern und Dürsten, sämtliche Gefühle der Unvollständigkeit verschwinden.

Das alles zu erlernen und zu erleben bedarf Geduld und Zeit, das muß wohl nicht ausdrücklich betont werden. Was Sie sicherlich auch brauchen, ist ein erfahrener Lehrer, der Sie behutsam diesen Weg führt.

Daher möchte ich hier keinen Fahrplan geben, wie Sie die drei Etappen der Meditation erreichen. Sie müssen Ihren eigenen Weg finden. Der kann in einer Buchhandlung beginnen, wo Sie sich durch die umfangreiche Literatur durchschmökern, in die einzelnen Bücher hineinlesen, oder indem Sie einen der vielen Kurse – etwa an einer Volkshochschule – belegen oder einfach mit einem der Zentren in Ihrer Stadt Kontakt aufnehmen.

Angewandtes Ganzheitstraining

Die hier vorgestellten Entspannungstechniken sollen nur Beispiele sein und Ihnen zeigen, daß durchaus unterschiedliche Wege ans gleiche Ziel führen können. Das Ziel ist: Entspannen können, zu sich selbst finden und locker werden. Was letztendlich ebenfalls den Energiehaushalt des Körpers fördert und Imbalancen überwinden hilft.

Das Angewandte Ganzheitstraining (AGT) erfaßt, wie sein Name schon sagt, den ganzen Menschen. Es ist darauf ausgerichtet, uns im seelischen Bereich von allen negativen Gedanken, Gefühlen und Handlungen zu befreien und uns neues Selbstbewußtsein, Lebensmut und Lebensfreude zu geben. Körperlich führt das AGT zu einer Entspannung der Muskeln, einer Entschlackung der Gefäße und zur Erlangung von mehr Körperharmonie und Beweglichkeit.

Die Aktiventspannung

Am Beginn des AGT steht die Aktiventspannung. Machen Sie diese Übung aber nicht unmittelbar nach dem Nachhausekommen, erschöpft von einem anstrengenden Tag. Beruhigen Sie sich zuerst ein wenig, bauen Sie Aufgestautes allmählich ab. Erst dann, wenn Sie sich ein wenig lockerer fühlen, sollten Sie damit beginnen, sich der Aktiventspannung zu widmen.

Setzen Sie sich aufrecht auf einen Stuhl, und holen Sie tief Luft. Halten Sie den Atem kurz an, und blasen Sie darauf die Luft langsam und genüßlich (geräuschvoll) aus. Stellen Sie sich dabei vor, daß mit dem Atem alles Belastende, Bedrückende, alles Verbrauchte ins Freie befördert wird. Atmen Sie abermals tief ein und kräftig wieder aus. Tun Sie das auch ein drittes Mal. Danach atmen Sie ruhig weiter, der Atem soll dabei ganz von selbst auf und ab gehen, ohne daß Sie durch Pressen oder aktive Mithilfe die Luftzirkulation beeinflussen. Schließen Sie dabei die Augen, lauschen Sie auf das Geräusch des Atmens.

Bei jedem Einatmen ziehen Sie Kraft, Lebensfreude, Zuversicht in sich hinein. Nach einiger Zeit werden Sie spüren, wie eine wunderbare Ruhe und Gelassenheit in Sie einzieht, wie Zufriedenheit und Stille einkehren. Nach etwa zwei Minuten Stille legen Sie dann die Fingerspitzen auf die Stirnhöcker und verweilen weitere zwei Minuten in dieser Stellung.

Daraufhin richten Sie den Oberkörper hoch auf, strecken sich kräftig, heben dabei die Arme in die Höhe. Spannen Sie dabei die Muskeln an, und entspannen Sie diese gleich darauf wieder. Ein Gefühl der Lockerung wird die Folge sein, das Sie mit einem entspannenden Gähnen begleiten sollten. Danach werden Sie sich frisch, locker, frei beweglich, gekräftigt und erholt, hellwach und konzentriert fühlen.

Diese Lockerungs- und Entspannungsübung sollten Sie täglich ausführen. Zusätzlich können Sie auch noch Nacken und Wirbelsäule entspannen. Das geschieht, indem Sie langsam nach rechts und links hin und her pendeln. Schließen Sie dabei die Augen, atmen Sie ruhig, geben Sie sich ganz dem Körpergefühl hin. Schütteln Sie sich locker durch: den Hals, die Schultern, den Körper, Arme, Beine und Füße. Diesen Vorgang nennt man auch wie beim autogenen Training das „Zurücknehmen“.

Psychohygiene-Training

Dr. Hannes Lindemann, der 1955 den Atlantik in einem Einbaum und ein Jahr darauf mit einem Serienfaltboot überquerte, konnte diese Leistung nur durch ein vorangegangenes, ausführliches Entspannungstraining bewältigen. Aufgrund der Erfahrungen, die er dabei sammelte, hat er das Psychohygienetraining, kurz PT genannt, entwickelt.

Wie Lindemann betont, „versteht sich das PT als Ganzheitstraining mit vorwiegend präventiver Zielsetzung. Die Vervollkommnung der Gesundheit ist seine Hauptaufgabe." Das PT hat sich laut Lindemann „als eine Blitzmethode erwiesen, sich schnell zu entspannen, im Nu Kräfte zu gewinnen, sich rasch zu erholen, die Gesundheit zu stabilisieren oder zu verbessern, Angst abzubauen".

Das Psychohygienetraining beginnt mit der *Grundübung*, die das Körpergefühl aktivieren soll, dann folgt die *Atemübung*, als dritter Schritt wird das *Gefühl für Eigengewicht*, in der vierten PT-Übung das *Gefühl für Eigenwärme* entwickelt. Darauf folgt als Nummer fünf die *Endübung*.

Die Grundübung

Nehmen Sie auf einem Stuhl Platz, richten Sie sich zunächst auf, und lassen Sie sich dann allmählich in der Wirbelsäule ein wenig zusammensinken. Lehnen Sie sich gegen die Stuhllehne. Die Hände liegen auf den Oberschenkeln, ohne sich gegenseitig zu berühren. Dabei sind die Knie leicht gespreizt, die Augen bleiben während der ganzen Übung geschlossen, der Kopf wird ein wenig nach vorne geneigt. Während der Übung sprechen Sie sich formelhafte Redewendungen vor wie: „Ich bin vollkommen ruhig und heiter, ich spüre den rechten Unterarm, fühle die Hand, die Finger.

Ich fühle, wie sich die Kopfhaut entspannt, die Stirn glättet, das Gesicht entspannt ist.“ Gehen Sie so die einzelnen Körperregionen durch. Sobald Sie eine Körperregion erfühlt haben, sagen Sie sich: „Ich bin vollkommen ruhig und heiter.“

Nachdem Sie alle Teile Ihres Körpers durchgegangen sind, recken, dehnen, strecken Sie sich und gähnen. Diese Übung sollte acht bis zehn Minuten dauern.

Was hier nur kurz und kursorisch als einführender Überblick geschildert wird, hat Dr. Lindemann in seinem Buch „Einfach entspannen“ ausführlich geschildert – wer sich also für diese Technik interessiert, kann sich darin umfassend über Psychohygienetraining informieren.

Die Atemübung

Für diese Übung setzen Sie sich wieder aufrecht auf einen Stuhl. Falls Sie Brillenträger sind, legen Sie Ihre Sehhilfe vorher ab. Führen Sie die Schulterblätter (ohne Anstrengung) zusammen, das bewirkt eine Entlastung des Zwerchfells.

Die Eigengewichtsübung

Sie dient vor allem der Muskelentspannung.

Trainiert wird diese Übung im Sitzen oder Liegen. Heben Sie die Schultern, und lassen Sie sie wieder fallen, wobei Sie entspannt sitzen bzw. liegen.

Zur inneren Sammlung schauen Sie auf die Nasenspitze und schließen die Augen.

Nun sprechen Sie für sich den formelhaften Vorsatz: „Ich bin vollkommen ruhig und heiter. Ich spüre meinen rechten Arm“, wobei Sie die verlängerte Ausatmung dorthin fließen lassen. Die nächste Formel lautet: „Mein linker Arm ist entspannt – ich spüre sein Eigengewicht." Wiederholen Sie: „Spüre sein Eigengewicht – Eigengewicht."

In der gleichen Weise geht es weiter mit Nacken, Kopf, Kopfhaut, Stirn, Augenlidern, Gesicht, Unterkiefer, die jeweils mit der Formel „entspannt" begleitet werden. Zum Abschluß dieser Körperpartie sagen Sie sich: „Ich bin völlig ruhig und heiter."

Desgleichen gehen Sie mit der Beinpartie, der Körpermitte und der Armpartie vor. Zum Abschluß sagen Sie sich: „Ich bin entspannt, ruhig und gelassen."

Daraufhin recken Sie sich kräftig, strecken und dehnen Ihre Glieder und gähnen erleichtert.

Diese Übung sollte zwischen sechs und zehn Minuten lang dauern.

Die Eigenwärmeübung

Die Eigenwärmeübung wird nach dem Muster der Eigengewichtsübung durchgeführt und dauert etwa zehn Minuten.

Die Endübung

Sie enthält Grundübung, Eigengewichts- und Eigenwärmeübung. Sie gehen nochmals alle Übungen in der beschriebenen Ausführungsweise durch.

So haben Sie Kraft und Energie geschöpft, und es kann Sie nichts mehr so leicht aus dem Gleichgewicht bringen.

Wohin man sich wenden kann

Wenn Sie einen Kinesiologiekurs besuchen oder sich weiter informieren möchten, wenden Sie sich bitte an die angeführten Zentren. Dort erhalten Sie die Kontaktadressen für geprüfte Kinesiologielehrer, einschlägige Literatur, Vortrags- und Kurstermine.

Außerdem bieten auch Volkshochschulen Kurse an, die aus den jeweiligen Programmen ersichtlich sind.

Deutschland

Zentrum für Kinesiologie
und Healing-Tao
Kim da Silva
Türkenstraße 15
D-13349 Berlin

Gesellschaft für
Kinesiologie
Alfred Schatz
Zasiusstraße 67
D-79102 Freiburg

Österreich

Vitaform-Kinesiologie-
Zentrum
Do-Ri Rydl
Hauptstraße 45
A-2340 Mödling

Gesellschaft für
Angewandte Kinesiologie
Frankgasse 4
A-1096 Wien

Schweiz

Gesellschaft für
Kinesiologie
Postfach 3347
CH-8031 Zürich

Literaturverzeichnis

Bragg, P.: Wasser – das größte Gesundheitsgeheimnis, Waldthausen Verlag, Ritterhude 1987

Capra, F.: Wendezeit, Deutscher Taschenbuch Verlag, München 1985

Chang, S.: Das Handbuch der ganzheitlichen Selbstheilung, Goldmann Verlag, München 1990

Dennison, P.: Befreite Bahnen, VAK, Freiburg 1993

Endler, P. und Schulte, J: Ultra High Dilution, Kluwer Academic Publishers, Dordrecht 1994

Eggetsberger, G. und Eder, K.: Das neue Kopftraining der Sieger, Orac Verlag, Wien 1992

Faust, V.: Wetterfühligkeit, Wilhelm Heyne Verlag, München 1977

Gauquelin, M.: Macht uns das Wetter krank?, Goldmann Verlag, München o.J.

Gauquelin, M.: Die Uhren des Kosmos gehen anders, Ullstein Verlag, München 1975

Gauß, G.: Angewandtes Ganzheits-Training, Fischer Taschenbuchverlag, Frankfurt 1989

Geyer, G. und Stacher, A.: Chronobiologie und ihre Bedeutung für die Therapie, Facultas Universitätsverlag, Wien 1992

Hertzka, G. und Strehlow, W.: Handbuch der Hildegard-Medizin, Hermann Bauer Verlag, Freiburg 1987

Hutchinson, M.: Megabrain, Sphinx Verlag, Basel 1989

Lausch, E.: Manipulation, Deutsche Verlags Anstalt, Stuttgart 1974

Lindemann, H: Einfach entspannen, Mosaik Verlag, München o.J.

Meng, C. und Exel, W.: Die Heilkunst der Chinesen, Verlag Orac, Wien 1984

Nachtnebel, J.: Das Buch der Vitamine, Bildbuchverlag, Wien 1994

Ostrander, S. und Schroeder, L.: Psi, Scherz Verlag, Bern und München 1970

Porkert, M.: Die chinesische Medizin, Econ Verlag, Düsseldorf und Wien 1982

Silva, K.: Gesundheit in unseren Händen, Droemersche Verlagsanstalt, München 1991
Silva, K.: Richtig essen zur richtigen Zeit, Droemersche Verlagsanstalt, München 1990
Silva K. und Rydl, D.-R.: Energie durch Bewegung, hpt Verlag, Wien 1994
Silva K. und Rydl, D.-R.: Kinesiologie, Droemersche Verlagsanstalt, München 1993
Stemme, F.: Supertraining, Econ Verlag, Düsseldorf 1988
Tenk, H.: Punktmassage, Verlag des österreichischen Kneipp-Bundes, Leoben 1988
Tumpold, E.: Kinder aufs Lernen vorbereiten in der Schule, hpt Verlag, Wien 1994
Übel-Helbig, M.: EDU-Kinesthetik – Grundkurs, Seminarskripten, Wien o.J.
Vester, F.: Ausfahrt Zukunft, Wilhelm Heyne Verlag, München 1990
Wanger, C.: Bewußte Ernährung, Verlag Herder, Wien 1990
Worlicek, W. und Sluga, Ch: Leben ohne Streß, hpt Verlag, Wien 1994
Zürcher, W.: Der Puls der Dinge, Verlag Hermann Bauer, Freiburg 1990

Register

Notizen